1000人の「そこが知りたい！」を集めました

夫が「うつ」かも？と思ったら妻がすべきこと

医療法人社団 慈泉会 理事／市ヶ谷ひもろぎクリニック診療部長
南湖こころのクリニック院長
本郷誠司 監修

もし、夫がうつ病になったらあなたはどうしますか？

「うつ病」は、今や身近な病気。

全世界の人口のうち、約5％がうつ病を患っているとも言われています〈2022年の世界保健機関〈WHO〉推定〉。

しかし、もしも自分の夫がうつ病になってしまったら？

そこで直面するのは、「家族ならではの悩み」です。

オレンジページでは、配偶者・夫のメンタルヘルスについてアンケートを実施。実際に夫がうつ病を経験したという方や、今後に不安を覚えている方1000人以上から、さまざまな声が集まりました。

「自分に知識がなかったので、どう接していいかわからなかった」

「〝この人は大丈夫〟と思っていてはダメ」

というリアルな体験談から、

「夫は仕事のストレスが多く、メンタルの状態が心配」

「夫が休職してしまったら、どうやって生活すればいい？」

「自分も共倒れしないためにはどうしたらいい？」

と、不安を抱える声も。


「うつ病」は身近な病気でありながら、どんな症状が出るのか、どんなふうに治癒していくか、そのために家族がどんなふうに寄り添えばいいのか、ということは、なかなかまとめて知ることができません。

「うつ病」で苦しむ家族と共に生きる人に、「知りたいこと」「やっておいたほうがいいこと」をまとめたこの一冊が届きますように。

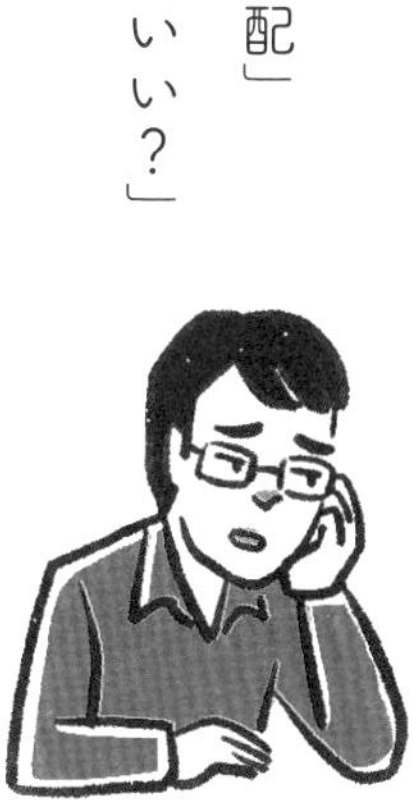

ほぼ 1000人にアンケート

パートナーのメンタルヘルスについて、知りたいことを徹底リサーチ

「メンタル不調のサインを知りたい」がトップに

「パートナーのメンタルヘルス」についてアンケートを行ったところ、多くの人が「心の病につながるサイン」や「接し方」「心の病の種類」について知りたいと思っていることがわかりました。うつ病は身近な病気ではありますが、その実際の症状や具体的な対応については知られていない……という現状がわかります。

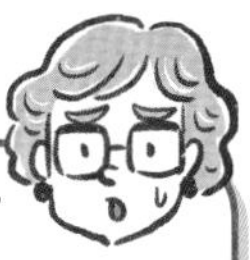

パートナーのメンタルヘルス「そこが知りたい！」ランキング
（n＝677　複数回答／5つまで選択可／上位5位までを抜粋）

1. パートナーのメンタル不調のサインは？ ……… 45.5％
2. メンタル不調のパートナーとの接し方 ……………… 41.9％
3. 心の病にはどんな種類があるか …………… 31.8％
4. 自分も共倒れしないように気をつけることは？ ……… 30.7％
5. パートナーのメンタル不調 …………… 26.9％

※アンケートは2023年10月オレンジページ調べ　対象：「オレンジページメンバーズ」国内在住の女性（回答者数1169人）

夫がしんどいとき、妻は「ここが知りたい!」

知識がなく、
病気なのか
わからなかった。
(60代・女性)

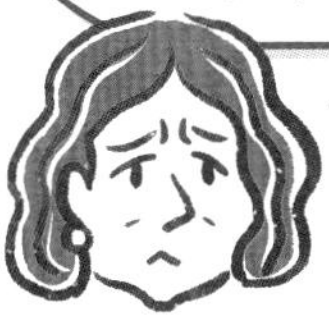

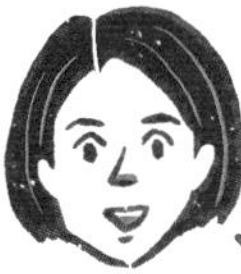

眠れないという訴えや
つらさは共感できても、
どんな声かけをすればいいか
わからず、こちらもつらかったです。
(40代・女性)

一人で抱えないで
相談する場所があればよかった。
子供につらく当たってしまった
ことを今でも後悔している。
(60代・女性)

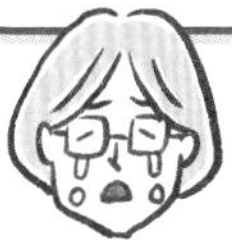

今、夫の仕事が
非常にハードで心配。
どんなふうにサポートして
あげられるか知りたい。
(40代・女性)

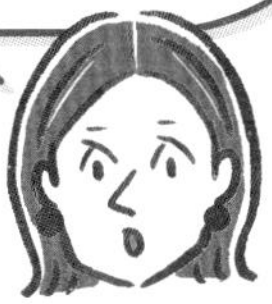

生活が苦しいので、
どちらかが働くことが
できなくなると、暮らせなくなる。
(30代・女性)

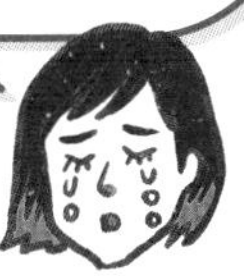

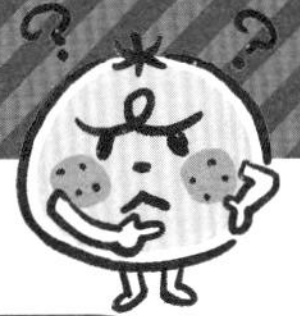

良かれと思って
かけた言葉で、
かえって傷つけたりして
追い込んで
しまいたくない。
(40代・女性)

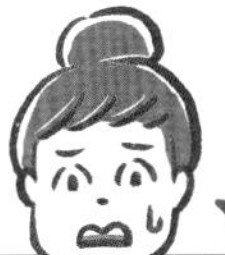

普段、元気で健康的な
人なので「大丈夫」と思い込んで
いたのは良くなかったと思いました。
(50代・女性)

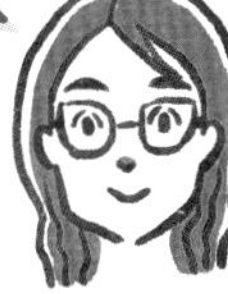

配偶者・パートナーのメンタルヘルスについて、やっておけばよかったorやっておきたいことランキング

（n＝677　複数回答／5つまで選択可／上位10位までを抜粋）

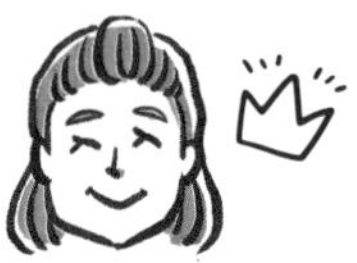

1. パートナーと日頃からよく話し、抱えているストレスを知る …… 51.3%
2. パートナーの言動を観察し、変化に気を配る …………… 48.6%
3. パートナーを精神的に追い込む可能性のある声かけ、適切な声かけを知る …………………………………… 37.1%
4. パートナーに合ったメンタルヘルスを保つためにできるセルフケアの方法を知る ……………………………… 30.6%
5. どんな心の病があるか、それぞれの症状、原因、治療法を知っておく ……………………………………… 27.8%
6. 自分に合ったメンタルヘルスを保つためにできるセルフケアの方法を知る ………………………………… 24.4%
7. 精神科・心療内科・カウンセリングなど、どんな治療の選択肢があるか調べる ………………………… 14.0%
8. パートナーのメンタルヘルスの相談先を調べる ………… 12.7%
9. 自分が経済力をつけるために仕事を探す ……………… 11.8%
10. 自分の経済力を上げるために転職活動や副業をする …… 10.2%

Q. 配偶者・パートナーのメンタルヘルスについて過去気になっていた、今気になっている、将来気になりそうなことはありますか？

（n＝1081　複数回答）

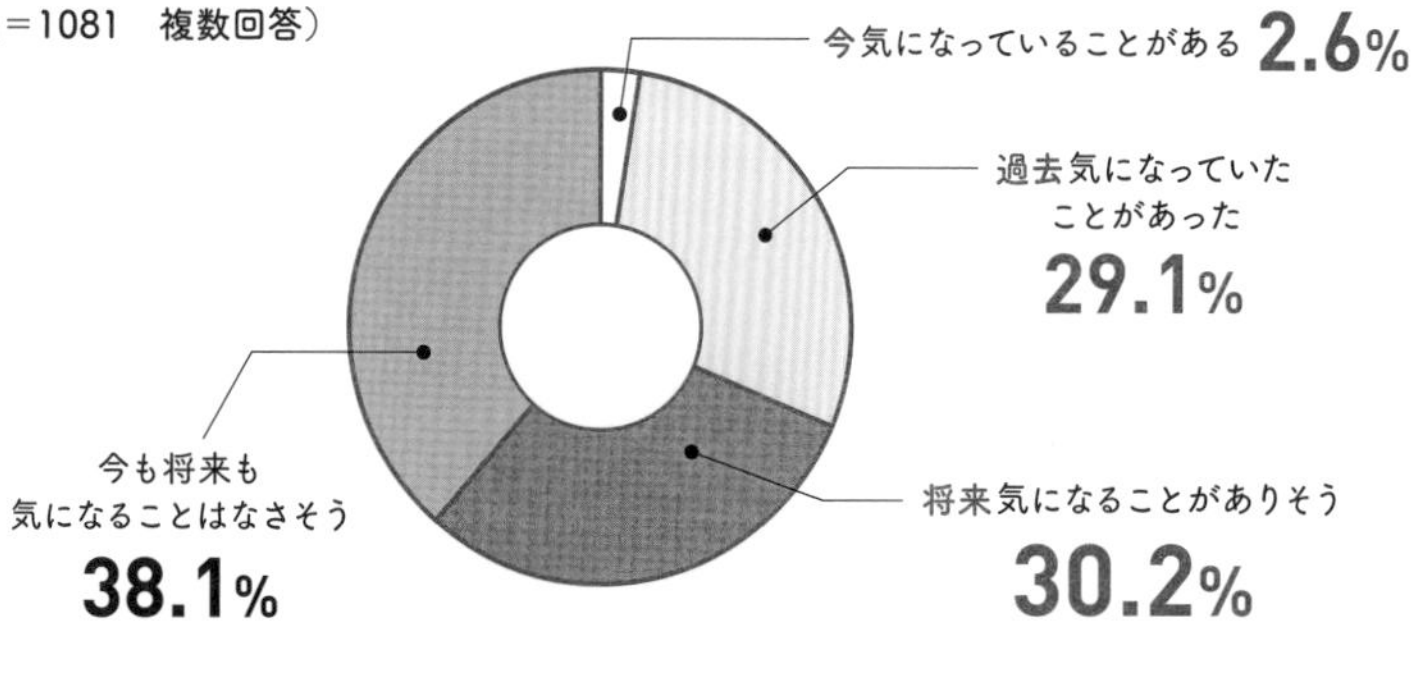

なかにはこんな声も

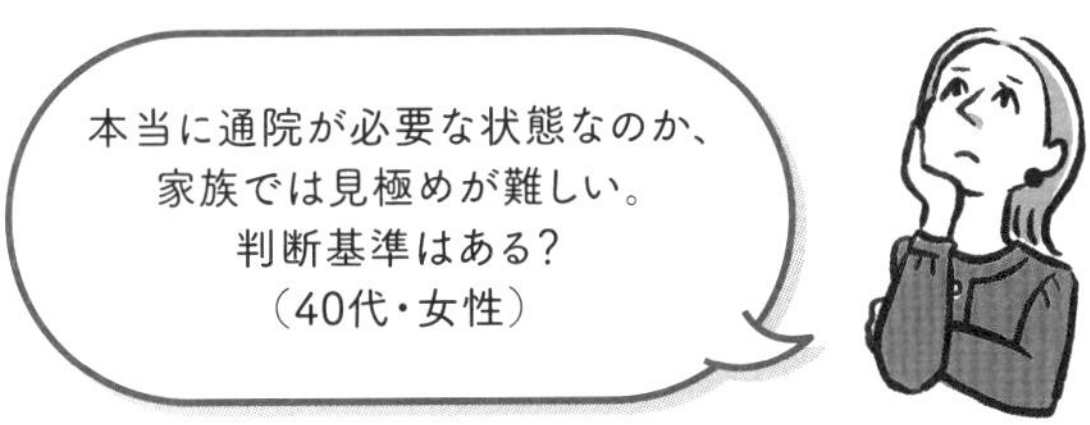
本当に通院が必要な状態なのか、
家族では見極めが難しい。
判断基準はある？
（40代・女性）

メンタル不調の兆候、声かけの方法……多くの人が「知りたい・備えたい」と思っている

アンケートから見えてきたのは、多くの人が「現在夫がストレスを抱えているようで、いつかうつ病を発症しないか心配」「うつ病の兆候があれば知りたい」と思っている、という現実です。また、発症してしまった場合にどう接すればいいのか、声をかければいいのかで悩むという人も数多く見られました。

実際に夫のうつ病を体験した方からは「自分のメンタルの保ち方が大事」という声も多数。「夫婦の共倒れを防ぐ」ことの重要性がわかります。

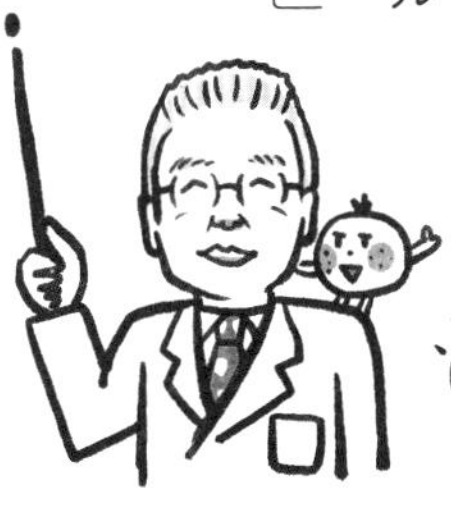

うつ病に対する正しい知識を身につけ
「共倒れ」を防ぎましょう！

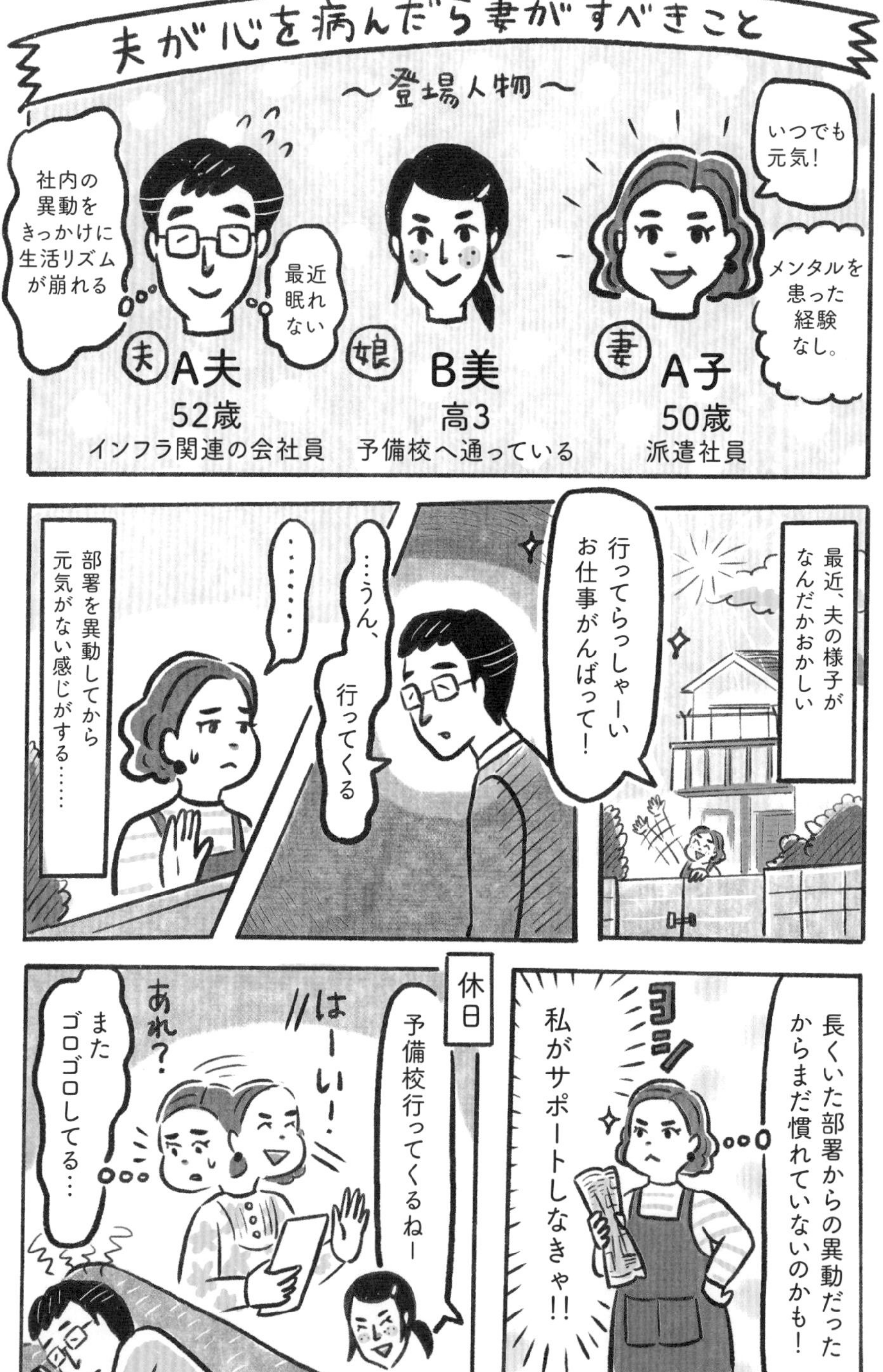
夫が心を病んだら妻がすべきこと
〜登場人物〜
社内の異動をきっかけに生活リズムが崩れる
最近眠れない
夫 A夫
52歳
インフラ関連の会社員
娘 B美
高3
予備校へ通っている
いつでも元気!
メンタルを患った経験なし。
妻 A子
50歳
派遣社員
最近、夫の様子がなんだかおかしい
行ってらっしゃーい お仕事がんばって!
…うん、行ってくる
……
部署を異動してから元気がない感じがする……
長くいた部署からの異動だったからまだ慣れていないのかも!
私がサポートしなきゃ!!
ヨシ!
休日
予備校行ってくるねー
はーい!
あれ?
またゴロゴロしてる…

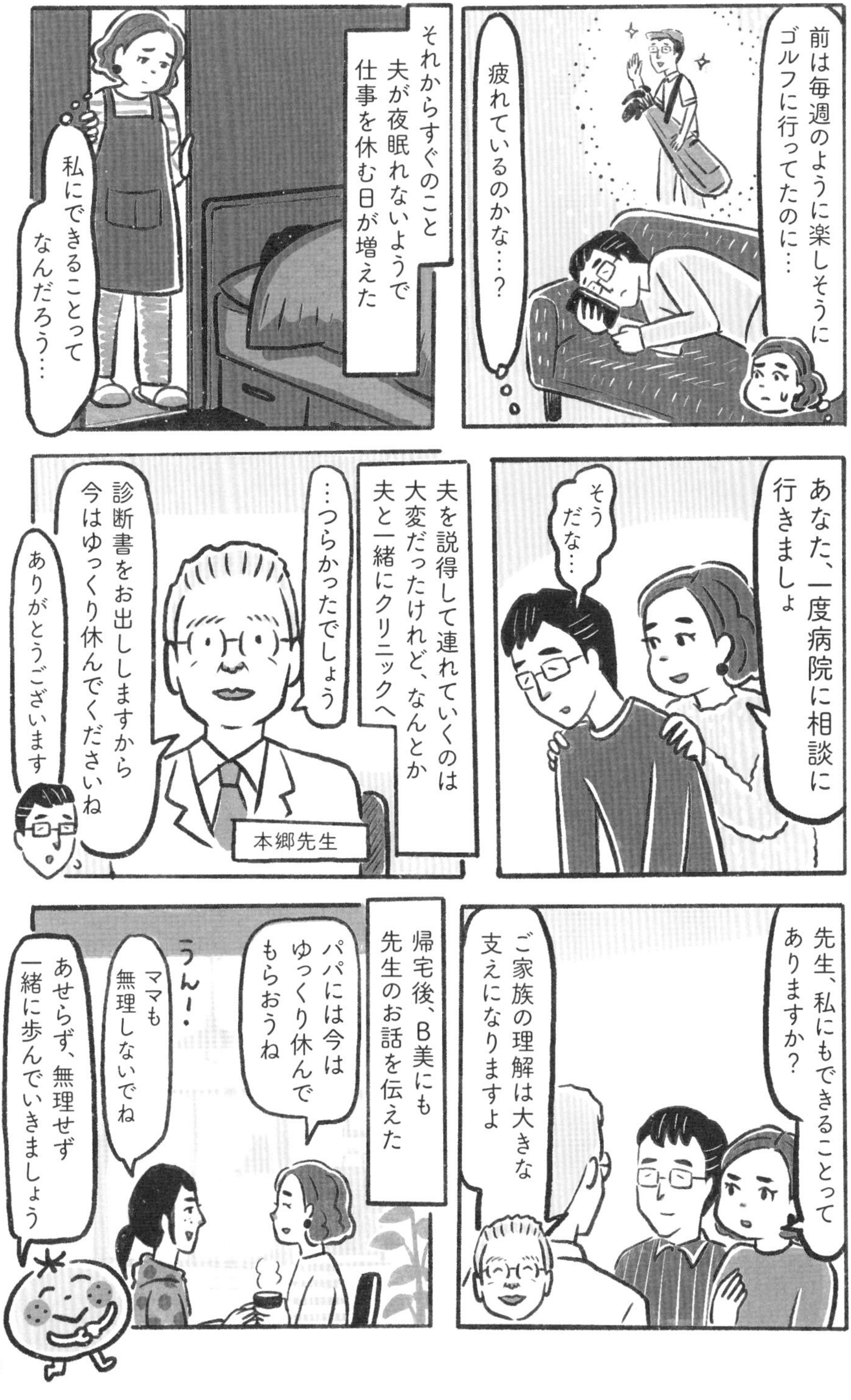
前は毎週のように楽しそうにゴルフに行ってたのに…
疲れているのかな…？
それからすぐのこと 夫が夜眠れないようで 仕事を休む日が増えた
私にできることって なんだろう…
あなた、一度病院に相談に行きましょ
そうだな…
夫を説得して連れていくのは大変だったけれど、なんとか夫と一緒にクリニックへ
…つらかったでしょう
本郷先生
診断書をお出ししますから 今はゆっくり休んでくださいね
ありがとうございます
先生、私にもできることってありますか？
ご家族の理解は大きな支えになりますよ
帰宅後、B美にも先生のお話を伝えた
パパには今はゆっくり休んでもらおうね
うん！
ママも無理しないでね
あせらず、無理せず一緒に歩んでいきましょう

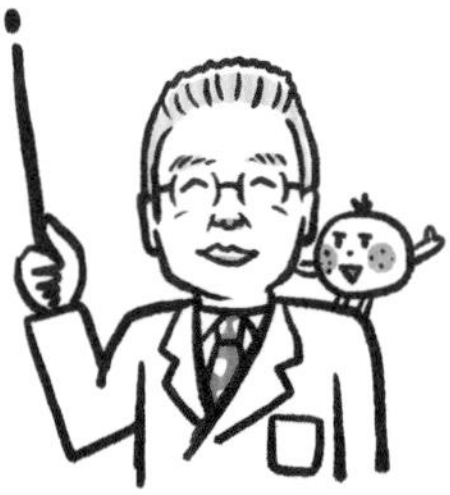

目次

第2章　病院選びから日常のケアまで 家族でできる治療サポート

第3章　社会生活が難しくなった場合、家族ができることとは？

第4章　サポートを続けるために、妻や家族が心がけること

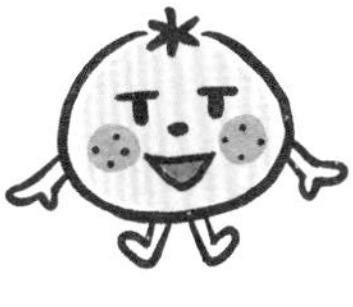

第1章

その症状、もしかして？
「うつ病」を知って早期発見につなげよう

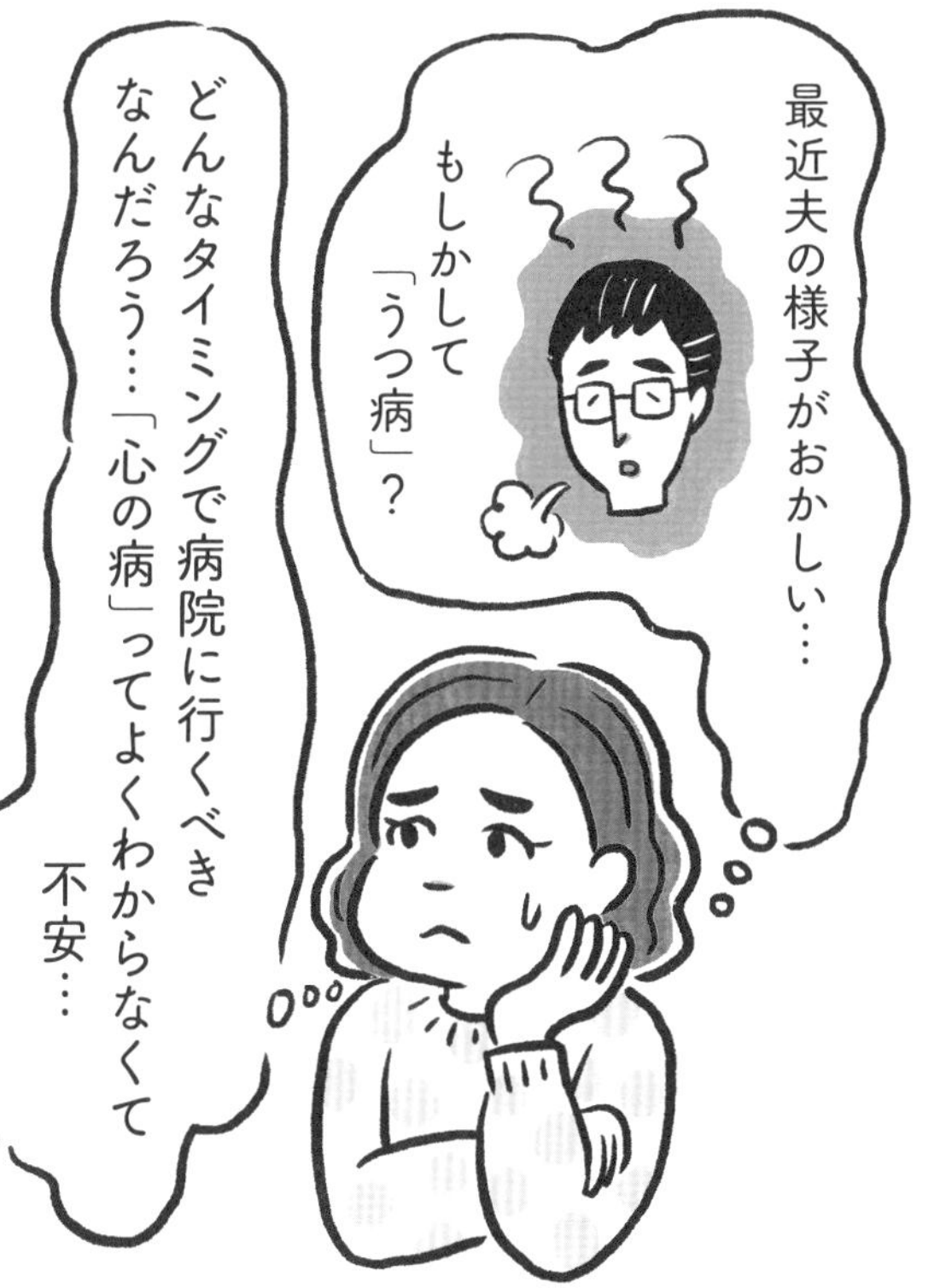
最近夫の様子がおかしい…
もしかして「うつ病」？
どんなタイミングで病院に行くべきなんだろう…「心の病」ってよくわからなくて不安…

知りたいポイント①

もしかして「うつ病」かも？ 具体的な症状を知りたい！

answer

気になる症状をまずはチェックしてみよう

夫にこんな症状が出てきたら要注意！

「うつ病」と聞くと、どんなイメージがまず思い浮かぶでしょうか？

「心の病だからメンタル面の不調が主な症状では？」と思う人が多いかもしれません。もちろんそれも正解なのですが、身体的な症状

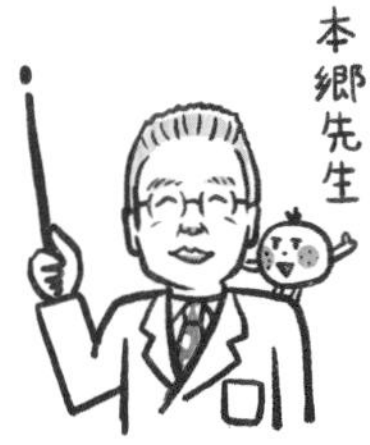

みんなの声

●なんとなくメンタルの異変を感じていても「気のせいかな」と思ってしまうので、「こうなったら病院へ！」という基準を知っておきたい

なども多く見られます。

まずは、夫に左のリストにあるような症状が出ていないかチェックしてみましょう。**リスト下の「赤信号」の症状が多数出ている場合は、すぐに受診を考える**ことをおすすめします。

「うつ」の兆候として多い症状リスト

こんな症状が多ければ要注意

- □ だるそうで元気がない
- □ 口数が少ない
- □ 物忘れが多い
- □ 仕事の日の朝は体調が悪くなる
- □ 食欲がなく、体重が減少している
- □ 声が小さくなった

この症状は赤信号！

- □ 楽しんでいた趣味やテレビ番組などに興味がなくなった
- □ 好物だったものを食べなくなった
- □ お風呂に入りたがらない（週2～3回）
- □「死にたい」と言うことがある
- □ 突然物に当たったり、物を投げつける
- □ イライラしたり、ささいなことで怒り出す
- □ 眠れない日が多いようだ

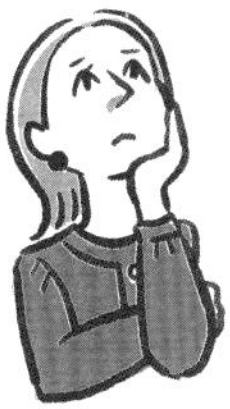

これって何？

うつ病

日常生活に支障が出るほどの強い気分の落ち込み、意欲低下、身体症状の現れが続く病気です。本書ではうつ、抑うつ、憂うつなどは「うつ状態」として、医師からうつ病と診断されたら「うつ病」とさせていただきます。

「うつ病」簡易セルフチェック

もし、P17のチェックリストで夫に当てはまる項目が多い場合には、可能であれば左ページのチェックリストでセルフチェックしてもらいましょう。

身体的症状と、精神的症状を挙げています。身体的な症状の場合は「うつ病」が原因ではない場合もありますが、下の精神的症状と共に発症している場合は特に要注意。「仕事が忙しくて疲れが抜けない」と思っていたらうつ病の症状だった……ということもありえます。

これらの項目が2つ以上当てはまり、2週間以上続く場合は、受診のサイン。夫と話し合ってみましょう。

これって何？

うつ病と受診率

2016年の「精神疾患の有病率等に関する大規模疫学調査研究」によれば、過去12カ月にうつ病になった人が医療機関を受診した割合は30.2%。多くの人が自覚症状はあるものの医療機関を受診していないことがわかる。

みんなの声

●夫が「疲れた」と言うことが増えたなあ、と思っていたらうつ病の兆候でした。
もっと早く気づけば良かったです

「うつ病」簡易セルフチェック

身体的症状

- □ すぐに眠れず、朝までに何度も目を覚ます
- □ 食欲がなく、水分だけをとっている状態である
- □ 以前と比べて「疲れた」と感じるようになった
- □ 以前よりも性欲が低下し、セックスへの関心が弱くなった、もしくはなくなってしまった
- □ 頭痛や肩こり、腰痛や筋肉の痛みを感じる

精神的症状

- □ いつもイライラして、心配でじっとしていることができない
- □ ささいなことで悲しい気持ちになったり、泣いてしまうことが増えた
- □ 気力が落ち、ちょっとしたことを面倒だと感じる
- □ 以前と比べて考えがまとまらず、物事を決めることができない
- □ さまざまなことに不満を感じたり、退屈している
- □ これから先のことをあまり考えられず、過去に起こったことについてばかり考えてしまう
- □ 他の人との間に壁を感じたり、疎外感が強い
- □ 何もかも自分のせいだと自分を責めてしまう

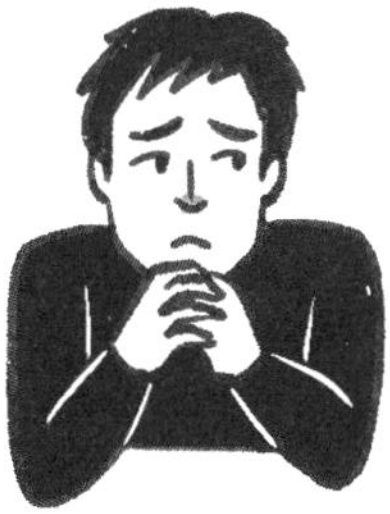

中高年の「変化」は、「うつ病」発症の可能性を高める

うつ病は、「連続性が途切れたタイミング」で発症することが多い病気です。人間は「新しいこと・新しい環境」を受け入れるためには多くの情報を脳内で処理する必要があり、それが脳への負担＝ストレスとなってしまうことが理由です。

前ページまでのチェックリストで症状が出ていて、このような「環境の変化」が最近あった……という方は要注意です。

- ●就職や転職、退職、転勤、部署異動など仕事の環境が変わった
- ●就職や結婚などで子供が独立した
- ●友人や近隣の人などとのトラブルや離別があった
- ●引っ越しや単身赴任で住環境の変化があった
- ●事故や犯罪に巻き込まれた

みんなの声

●子供が家を出ていってからうつ状態になっている人が周りにいるので、自分たちもそうならないか心配

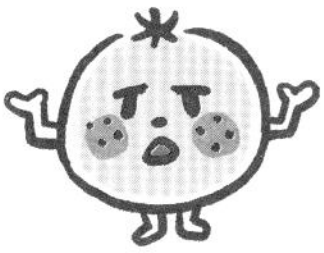

- ●借金を負うなど経済的トラブルがあった
- ●自分や家族、ペットが病気になった
- ●自然災害や感染症の流行などで生活様式の変化があった
- ●家族や大切な人、ペットとの死別を経験した
- ●別居や離婚を経験した

これらの「変化」はけっしてネガティブなものだけではないという点がポイント。自身の昇進や子供の結婚、家の購入による引っ越しなど、**一般的には喜ばしいものでも「環境の変化」として人間の脳には負荷がかかっている**のです。

また、子供の独立による「空《から》の巣症候群」からうつ病を発症することも。一般的に「いいこと」であっても、ストレスとなりうることを知っておきましょう。

これって何?

空の巣症候群

子供が成長し巣立って、巣（家）が空っぽになってしまったことが一種の喪失体験となり、寂しさなどを感じること。女性だけではなく、男性にも見られる。

知りたいポイント②

そもそも、「うつ病」ってどんな病気？

answer

さまざまな要因によって「脳の働き」のバランスが崩れた状態になる病気です

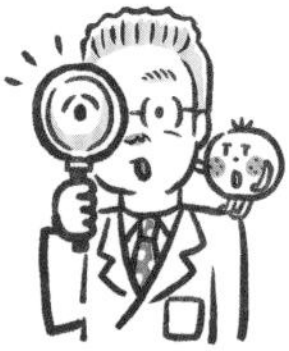

原因は「脳内の神経伝達物質の欠乏」

「うつ病＝心の病気」というイメージを持っている人も多いと思いますが、うつ病は「脳の働きのバランスが崩れた状態」で起こる病気です。

みんなの声

●周りでも「家族がうつ病で」とか「同僚が休職した」とは聞くけど、実はどういう病気かよくわかっていないかも

「うつ病がなぜ起こるか」というメカニズムはまだ解明の途中ですが、体や心にさまざまな指令を伝えている脳内の神経伝達物質が何らかの形で欠乏し、うまく司令を伝えられなくなることが原因なのでは……というのが現在の見解です。この神経伝達物質の欠乏を引き起こす原因として、ストレスなどさまざまな要素が考えられています。また、「かかりやすい性格の傾向」があるのも事実です。

よく**「うつ病は〝心の風邪〟」と言われますが、それは「風邪のように誰でもかかる可能性がある」ことから。でも、うつ病は「薬を飲んで何日か寝ていれば治る病気ではない」というところが風邪との大きな違い。**一度かかってしまうと、数カ月〜数年もの長期間にわたって治療に取り組まなければいけない病気でもあります。

〈ここがポイント〉

「心の風邪」と言われるけど、「風邪」のようには治らない

これって何?

神経伝達物質とうつ

脳内では神経細胞から他の細胞への情報伝達は神経伝達物質という化学物質により行われており、この伝達物質が欠乏して情報がうまく伝わらなくなることが「うつ病」の原因と考えられている。

みんなの声
●最近、夫はよく眠れないよう。
これってうつ病？

発症からはどんな経過をたどる？

実際にうつ病になった場合、どのような経過をたどるのでしょうか？

一般的に、憂うつな気持ちがあったり、気分が落ち込んでいる症状を「抑うつ気分」といい、その「抑うつ気分」が続いた状態を「うつ状態」もしくは「抑うつ状態」と呼びます。

ここで注意しなければいけないのは、**「うつ状態（抑うつ状態）」と病気である「うつ病」は違う**ということ。「うつ状態（抑うつ状態）」が一定期間続き、生活に支障が出る場合には「うつ病」と診断されます。また、この「うつ状態（抑うつ状態）」は他の疾患や服薬の副作用などでも症状が出る場合があり、正確には病院やクリニックでの診察を受け、医師によって診断がされることとなります。

気分の落ち込みや憂うつな状態を作り出す原因が解消しても気分

これって何？

抑うつ状態

うつ病のいくつかの症状が持続している状況で、「うつ病」とはまだ診断されていなくても、ある程度の心のエネルギーが低下している状態のことを言う。

が晴れず、P17やP19のチェックリストに当てはまる状態が2週間以上続く場合は、「うつ病の初期状態」と診断されることが多いようです。また、中等症から重症になると「食事がとれない」「起き上がれない」といった身体的症状が強く出る傾向にあります。

当てはまる症状が少なくても、「死にたい」という思い（希死念慮）が強く出ている場合など、重症と診断される場合があります。思い当たる症状がある場合は、早めに病院を受診しましょう。

軽症の場合、半年～1年ほどで症状が良くなると言われています。しかしうつ病の原因となった環境を改善できなかったり、自己判断で薬をやめてしまったりすることで、症状が再燃・再発するというケースも。発症から治るまでにはいくつかの段階があり、この詳細とそれぞれの期間はP88で詳しく解説します。

いずれにせよ、**治療が2～3年と長期にわたることが多い病気**であることをまず把握しておきましょう。

これって何？

再燃と再発

症状が軽快してしてきたときに、再び悪化した状態。一般的に、症状が再度出てくるタイミングが「2ヶ月以内」の場合は「再燃」、「2ヶ月以降」の場合は「再発」という。

知りたいポイント③

うつ病の治療法、どんなものがある？

answer

休養、環境調整、薬物療法、精神療法を症状の程度に合わせて行います

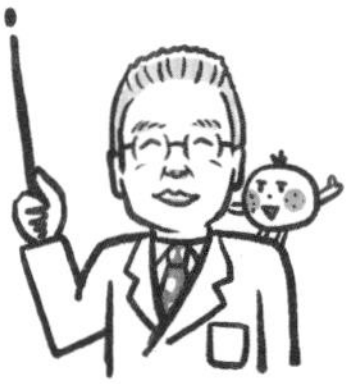

うつ病と診断されたら行われる、基本の4つの治療

うつ病と診断された場合、治療を進めていくこととなりますが、うつ病治療には大きな4本の柱があります。それは、「休養」「環境調整」「薬物療法」「精神療法」です。

みんなの声

●うつ病と診断されたら薬を飲まなくてはいけないのかと思うと、少し抵抗があります

●**休養**……休職や、場合によっては退職をして、活動を制限し、体を休める

●**環境調整**……長時間労働が原因であれば就業時間の短縮や配置転換など、ストレスを軽減するための調整や工夫を行う

●**薬物療法**……中等症以上のうつ病で実施。医師の指導のもと、適切な薬を処方してもらい服薬を行う

●**精神療法**…医師との診察で「自分の状況、考え、症状を伝え、適切なアドバイスを受ける」「自分の症状、病気について理解を深める」「医師の生活指導の下、生活リズムを整える」治療場合によってはカウンセリングなどの「認知行動療法」も併用する

軽症の場合は、休養と環境調整で症状が軽くなることも。しかし、中等症や重症の場合は薬物療法が必要となります。

これって何？

精神療法

さまざまな方法があり、例えばうつ病を招きやすい行動パターンを変える「認知行動療法」や、うつ症状などに影響を与えている対人関係を解決する「対人関係療法」などがある。

基本的にはどれかひとつだけを行うわけでなく、4つの治療を症状に合わせて行っていきます。

この4つの中でも、**何よりもまず重要なのは「休養」**です。たとえ軽症であっても、自覚症状がある場合はまずは体を休ませることができる環境を作っていきましょう。そのためにも、家族の理解と協力は必要不可欠となります。

また、うつ病というのは非常に再発しやすい病気です。そのため、休養している間に「うつ病の原因となった状況」を解消することが必要となります。ストレスの多い職場環境など就労環境が原因なら会社と話し合い、復帰した後にスムーズに働くことができるよう調整していきましょう。

医師と話をする中で、自分の状況を理解してもらい、病気について自分が理解し受け止める……というのも「精神療法」という治療の一環。そのため、うつ病の治療において医師との相性は非常に重

みんなの声

●病院に連れていく前に、「診断されたら家族はどう動くべきか」を知っておけばよかったなと思う

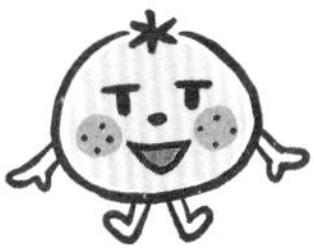

要になります。カウンセリングなどの「認知行動療法」は、ある程度症状が回復してきた「回復期」に行うこととなります。

重症の場合は「通電療法」などの治療も

症状が長期にわたり、薬の効果がなかなか見られない「難治性のうつ病」の場合、通電療法（修正型電気けいれん療法）や磁気を用いて行う「rTMS」という療法もあります。これらの治療は比較的効果が高いため、難治性うつ病の治療では、選択する患者さんも近年増えています。

秋から冬にかけて起こる季節性のうつ病には、朝に人工的な光を2時間ほど浴びる「高照度光療法」が行われることもあります。

これって何？

rTMS

コイルに電流を流すことで磁場を発生させ、脳内にピンポイントで磁気刺激を繰り返し与える療法。2019年より日本では諸条件を満たすと保険適用に。

知りたいポイント④

男性の心の病が重症化しがちなのはなぜ？

answer

「自分でなんとかしなくては」と思い受診タイミングが遅れる傾向にある

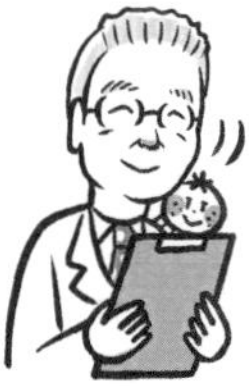

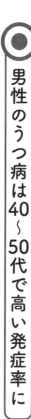

男性のうつ病は40〜50代で高い発症率に

うつ病は女性のほうが罹患者数が多い病気です。

これは、女性の場合は出産や育児などにより、男性よりも生活環境や求められる役割に大きな変化が起こることが多いこと、また女

みんなの声
●「うつ病は甘え」と言う人、今でも男性のほうが多い気がしています

性ホルモン（エストロゲン）の分泌量の変化により、精神状態が不安定になったり、抑うつ状態を引き起こすことが原因と言われています。特にエストロゲンが減少し、一般的に「更年期障害」と言われるものを引き起こしやすい45～55歳にうつ病を発症する人が多いことが知られています。

では、男性のうつ病患者は少ないのでしょうか？　厚生労働省の調査※1によると、50代のうつ病の患者は女性が約19万8000人、男性が約16万9000人。けっして少ないわけではないのです。また、うつ病患者は男女ともに年々増加傾向にあります。

※1　厚生労働省「患者調査」（2020年）より

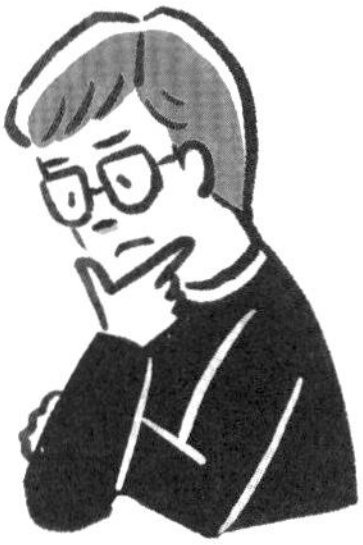

これって何？

更年期

一般的には女性の閉経をはさんだ前後5年、約10年間の時期を指す。50歳すぎに閉経する女性が多いため、45～55歳の時期に更年期障害を発症する人が多い。

みんなの声
●女性と男性、同じうつ病でも症状の傾向があるのか知りたい

男性のうつ病、なぜ注意が必要？

一般的に、女性よりも男性のうつ病のほうが「重症化しがち」だと言われています。

その原因のひとつは、男性のうつ病のきっかけとなりうる「男性更年期障害」に関する知識が、まだ広まっていないこと。男性の更年期障害は、抑うつ状態、睡眠の問題、疲労感など、うつ病と似た症状が出ることも多いですが、男性ホルモン「テストステロン」の分泌量が加齢とともに減少することで起きると考えられています。

一般的にテストステロンは中年以降になるとゆるやかに減少していきますが、女性の更年期障害と違いその減少開始のタイミングや減少スピードの個人差が非常に大きいため、自分が更年期障害だという自覚のないまま不調を抱えていることも。女性の場合は更年期障害の症状が広く知られており、不調を感じた場合は受診につなが

これって何？
テストステロン
筋肉質な体型やがっしりした骨格などを構成するために重要な男性ホルモン。10代から20代をピークに、その後はゆるやかに低下していくが、女性ホルモンのエストロゲンよりもその減少度合いの個人差が大きい。

みんなの声

●男性のほうが「病院に行きたがらない」人が多いから、自覚症状があっても連れていくのが大変そう……

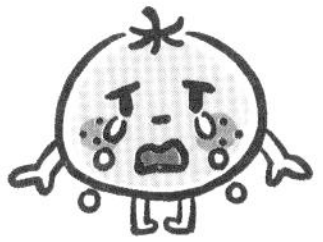

りやすいですが、男性の場合はそもそも「男性にも更年期障害がある」ことへの認知度が低く、心身の変化を感じてはいるものの医療機関への受診につながらない……という人が多いのです。

また、男性は社会の中で「男らしくあらねばならない」という固定観念が未だに根強く、**抱えている不調やストレスなどを家族や周囲に吐き出すことができない人が多い**傾向にあります。心身に不調を感じていても「病院にかかるなんて」と思ってしまい、受診しないまま、気づいたら悪化している……というケースも。

自分の中に問題をため込んでしまうことが多いからこそ、近くにいる家族が変化を感じ取り、早めに受診を促すことが大切になります。

〈ここがポイント〉

男性更年期障害の可能性もふまえ、早めの受診を

これって何？

男性更年期障害

別名LOH症候群。主な体の症状は筋力低下や関節痛、筋肉痛、異常発汗、ほてりなどで、女性の更年期障害と似た症状が現れる。また男性特有の症状として、性欲の減退や勃起不全が挙げられる。

知りたいポイント⑤

どんなとき&どんな人がうつ病になりやすい？

answer

ライフステージで大きな変化を迎えたり「真面目な人」がうつ病になりやすい傾向

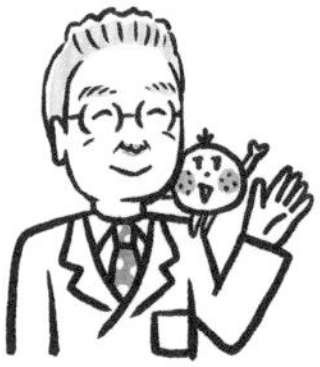

「うつ病になりやすい気質」に当てはまる場合は要注意

うつ病は誰でもかかる可能性がある病気ですが、「特になりやすい気質」の傾向があります。

みんなの声

●周囲の人を見ていると、真面目な人ほどうつ病にかかっているように思います

●仕事でも家庭生活でも、何事にも真面目で一生懸命
●正義感や責任感が強い
●「周りとうまくやっていこう」という気持ちがあり、気配りができる
●凝り性で几帳面
●仕事熱心
●趣味がない、もしくは「仕事が趣味」と言ってしまうタイプ
●医療従事者や高度な技術者など、責任が重くミスが許されない仕事をしている
●他人に弱みを見せられない
●完璧主義
●物事を白か黒かで極端に考えがち
●下記の「メランコリー親和型性格」に当てはまる

これって何？

メランコリー親和型性格

真面目、几帳面、良心的、責任感が強い、勤勉、正確などの長所を持つ一方、柔軟性に欠け、挫折に弱く、物事を一人で抱え込んでしまい周囲に助けを求めることができない性格で、うつ病になりやすいと言われている。

みんなの声
●何をきっかけにメンタルの不調が起こるのか、事前に知っておきたい

こういった気質の人は特にうつ病になりやすく、一度かかってしまうと治るまでに長期間がかかったり、再発しやすい傾向も。夫がこれらのタイプに当てはまる場合は、異変を感じたらなるべく早く受診することをおすすめします。

「社会的立場や環境の変化」がストレスに

うつ病の原因として、精神的、身体的なストレスが強くかかった場合に心身のバランスを崩して発症する……というケースが一般的です。精神的ストレスと言うと「何かつらいことを経験する」というイメージを持っている人が多いかもしれませんが、前述のように「喜ばしいこと」もストレスとなります。

例えば「昇進うつ」と言われるものがあります。昇進をきっかけに「自分ががんばるだけではダメで、部下の指導が必要になった」「中

みんなの声
●コロナ前は飲み会なども多かったけど、最近はずっと家にいるからストレスもたまっていそう

間管理職になり、上司と部下の板挟みになることが増えた」といったような社会的立場の変化が起こり、ストレスが強くなり、うつ病を発症してしまうことも。

また、単身赴任で生活環境が変わったり、近年では新型コロナウイルス流行下で対面コミュニケーションが減ったことで、**これまでは友人や同僚など誰かに相談できていたことも一人で抱えてしまい、孤独感を募らせてしまう人も増えています。**

また、逆に仕事中もずっと家にいることで、家族との適切な距離が保たれず、軋轢《あつれき》が生まれるケースも。

〈ここがポイント〉

昇進、単身赴任、リモートワークの増加など、社会的立場や環境の変化に要注意！

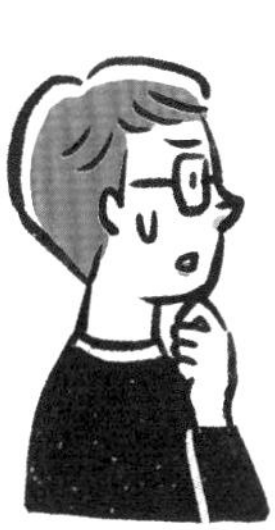

うつ病の発症・悪化は「予防」できる？

うつ病は「予防」することはできるのでしょうか？

実は、軽症のうちにセルフケアをすることで、うつ病の発症を食い止められることも。まず大切なのは、自分のストレスのサインに早めに気づき、対処すること。倦怠感や不眠、イライラや憂うつな気分など、そういった状況が続くようであれば「うつ病の初期症状、抑うつ状態かも」と自覚しましょう。

「最近ちょっと調子が悪い……」と自覚していたり、P19のような症状がある場合は、

- ●休養や睡眠がいつもどおり取れているか
- ●三食きちんと食事を食べられているか
- ●過度な飲酒をしない、定期的に運動をするなど、心身の健康を意識できているか
- ●楽しみやくつろぎの時間を持てているか

これらのポイントを振り返ってみてください。そしてできていなかった場合は、しっかり休養と睡眠を取ったり、軽い運動をしたり、自分の好きな趣味に没頭してみたり、旅行や食べ歩きなど自分が「楽しい」と思えるストレス解消法を実践したり、何か悩みごとがある場合は、友人や身の回りの人に悩みを相談したり……そういった形で自分をケアしてみましょう。

うつ病の症状として「不眠」は代表的なものですが、うつ病は睡眠とも密接な関係があり、睡眠サイクルが崩れることでうつ病が進行してしまうのはよくあるケース。特に仕事で夜勤等があり睡眠のサイクルが崩れがちな職種の人や、つい帰宅後にオンラインゲームやテレビなどで夜更かしをしがちな人は、うつ病が発症したり、悪化してしまう可能性が高いといえるでしょう。

規則正しい生活サイクルを目指すことが、うつ病の発症・悪化を予防することへとつながるのです。

知りたいポイント⑥

病院を受診するタイミングはいつ？

answer

目安は「2週間以上症状が続いたら」

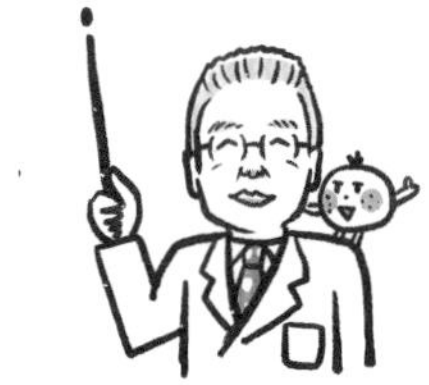

該当の症状が長く続くようであれば受診を考えよう

P17、19のチェックリストに当てはまるような「抑うつ状態」、不眠や食欲不振、興味関心の低下といったような症状が2週間以上続き、意識して積極的に休んでも症状が改善しない場合は、病院を受診するタイミングだと考えたほうがいいでしょう。

夫の様子を見て、右記のような状況が続いていたり、また「会社に行きたくない」「出勤できない」というような言葉を口にする場合や実際に仕事を休み始めたら、受診を促してみましょう。

スムーズな受診と治療のためには妻の知識も必要

本来ならば、自身の不調に夫自身が気づいて、みずから受診するのが理想的ですが、大変な渦中にいるときは特に、なかなか自分自身の状況を客観的に把握することが難しいもの。また、男性の中には依然として、メンタルの不調が理由で病院を受診することに抵抗を持っている人も多いようです。

初めて「うつ」の兆候らしき症状が出た場合、**一度受診を拒否をされたら2~3カ月は様子を見てみてもいい**でしょう。妻が無理強いをしてしまうとそれがストレスになり、悪化してしまう可能性もあります。逆に「ちょっと休んでみようか」「様子を見てみようか」

みんなの声
●症状がひどくなる前に早く病院に行けばよかった、と後悔しています

などと妻が声をかけることで、ホッとして症状が良い方向に向かうこともあるようです。

できればその間に、妻は、通えそうな病院やクリニックを調べておきましょう。クリニックによっては、患者本人だけでなく、家族の相談を受け付けていることもあります。そういった「家族相談」を利用し、受診を促すにはどうしたらいいか、自分はどういった行動を取るべきか、話を聞いておくのも良い方法です。

〈ここがポイント〉

本人の受診の前に、妻が先に相談しておくのも方法のひとつ

「事前に調べておく」ことが早期治療につながる

精神科やメンタルクリニックの場合、いざ受診をしようと思い問

これって何?
家族相談
メンタルの疾患の場合、患者本人が病気である自覚がなく受診を拒否することが多い。そういったケースのために家族が相談する窓口。多くの場合は自費診療となる。

みんなの声

●心療内科や精神科はハードルが高くないことを夫に話しておくことが必要かも

い合わせても「初診まで◯週間待ち」ということが多くあります。

そうなった場合、せっかく病院を受診する決意をしたのに気持ちがくじけてしまったり、また、緊急を要する状態だった場合には、診察を待つ間に症状が悪化してしまう……ということが起こりかねません。

受診先の選び方に関しては第2章で詳しくお伝えしますが、通院を決めてから探し始めるのではなく、あらかじめ通える範囲で病院・クリニックにどんな選択肢があるか、評判や混雑状況も含めて可能な範囲で情報収集しておくと安心です。

また、すぐに受診ができないけれど、今すぐ誰かに相談したいという場合は、メンタルヘルスに関する電話相談などを利用する選択肢も。早期治療につなげるために、一歩ずつできることを始めましょう。

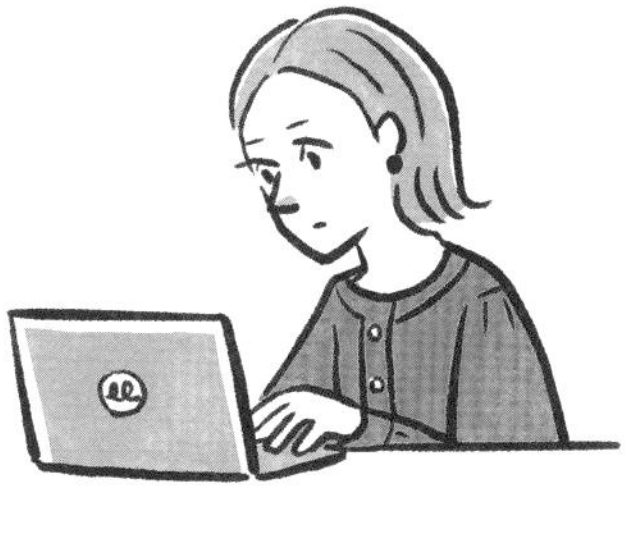

知りたいポイント⑦

夫に受診を拒否されたら？

answer

「あなたのことを心配している」ことを伝えよう

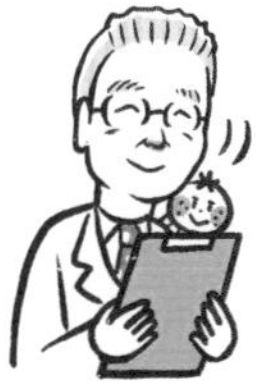

「男性更年期障害」を受診の理由にするのもひとつの方法

日本ではうつ病などメンタルヘルスの診察に関して抵抗感を持つ人が未だにおり、特に男性の場合は「自分がうつ病になるなんて」と自身の状況を認められないパターンも。そういう状況で精神科や心療内科への受診を促しても、強く拒否をされたり、抵抗されたり

することがありえます。そういう場合は、

「男性更年期障害かもしれないから、泌尿器科を受診して、一度きちんと検査をしてみない?」

と声をかけてみるのも選択肢のひとつです。

男性更年期障害もうつ病と似た症状が出現しますが、女性の更年期障害に比べまだよく知られていないため、患者自身もその可能性に思い当たらないことも。また、自覚症状があったとしても、妻には言い出しづらい……ということも。**そのような場合は泌尿器科への受診を促すことで、「心ではなく体の病気かもしれない」と思え、受診につなげる**ことができます。

受診をした上で、うつ病の可能性もあると診断されれば、適切な受診先へつなげることもできますし、医師の言葉であれば夫も受け入れる可能性があります。精神科での診療を拒む場合は、この方法も考えてみましょう。

これって何?

泌尿器科と男性更年期障害

代表的な症状に勃起不全があるため、男性更年期障害の治療は基本的には泌尿器科で行われる。また、動脈硬化が進み血流が悪くなることでも症状が出現するため、生活習慣病が発見されることも。

みんなの声
●本人が否定するため、病院に連れていくのが遅くなった。無理にでも連れていけば良かったのか……

また、大切なのは、最近体調が悪そうだし様子がおかしい、そういったことをやんわりと伝え「あなたのことが心配だから、ぜひ以前のように元気になってほしい」ということを伝えること。

相手を責めるような口調ではなく、**「夫のことを心配している」と真剣に伝えることで、夫の気持ちの変化を促すことにつながるでしょう。**

困ったときは、行政の窓口や相談先を頼ってみよう

夫が受診を強く拒否してどう声をかけていいかわからない、こういう場合にどの病院に行ったらいいいんだろう……そういう悩みを抱えた場合は、居住自治体の相談窓口を利用するという方法もあります。

都道府県には必ず、「精神保健福祉センター」や「保健福祉局」などの名称で、心の健康に関する電話相談窓口が設けられています。

また、市区町村などの自治体の多くも「こころの健康窓口」など名称

みんなの声

●どんな症状が出たらどんな病院に行く必要があるのか、具体的に目安を知っておきたかった

はさまざまですが同様の相談窓口を設けています。電話や窓口での相談をまずは頼り、夫の様子を説明して「受診を促すためにはどうしたらいいか」「適切な受診先とつながるためにはどうしたらいいか」を相談してみましょう。

いろいろなSNSを利用して相談できる団体もありますので、相談内容や相談のしやすさに合わせ選んでみると良いでしょう。

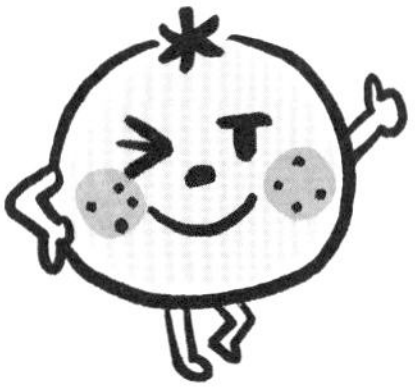

●厚生労働省　こころの健康相談統一ダイヤル

●厚生労働省HP内　SNSやチャットで相談できる団体一覧

これって何？

精神保健福祉センター

うつ病をはじめ心の問題や病気で困っている本人や家族および関係者からの相談を受ける機関。アルコールや薬物依存の問題、思春期・青年期等における精神医学的問題にも対応。電話相談は匿名でも受け付けている。

まとめ

第1章

その症状、もしかして？
「うつ」を知って早期発見につなげよう

- うつ病になりやすい気質や、
社会的立場や環境変化があった人は要注意

- 誰でもかかる可能性はあるが、
一度かかると長期にわたって治療が必要

- 男性更年期障害で「うつ病」と似た症状が出ることも。
泌尿器科への受診も検討してみよう。
精神科を拒否された場合の受診のきっかけにも

- うつ病の治療は休養・環境調整・薬物療法・精神療法の4つ
これらを並行して行っていく

- 「2週間以上症状が続いたら」病院で受診を

- 医療機関や自治体などの専門相談窓口も利用して、
なるべく早く受診できるようにしよう

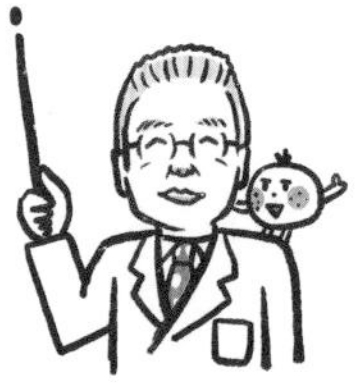

第2章

病院選びから日常のケアまで
家族でできる治療サポート

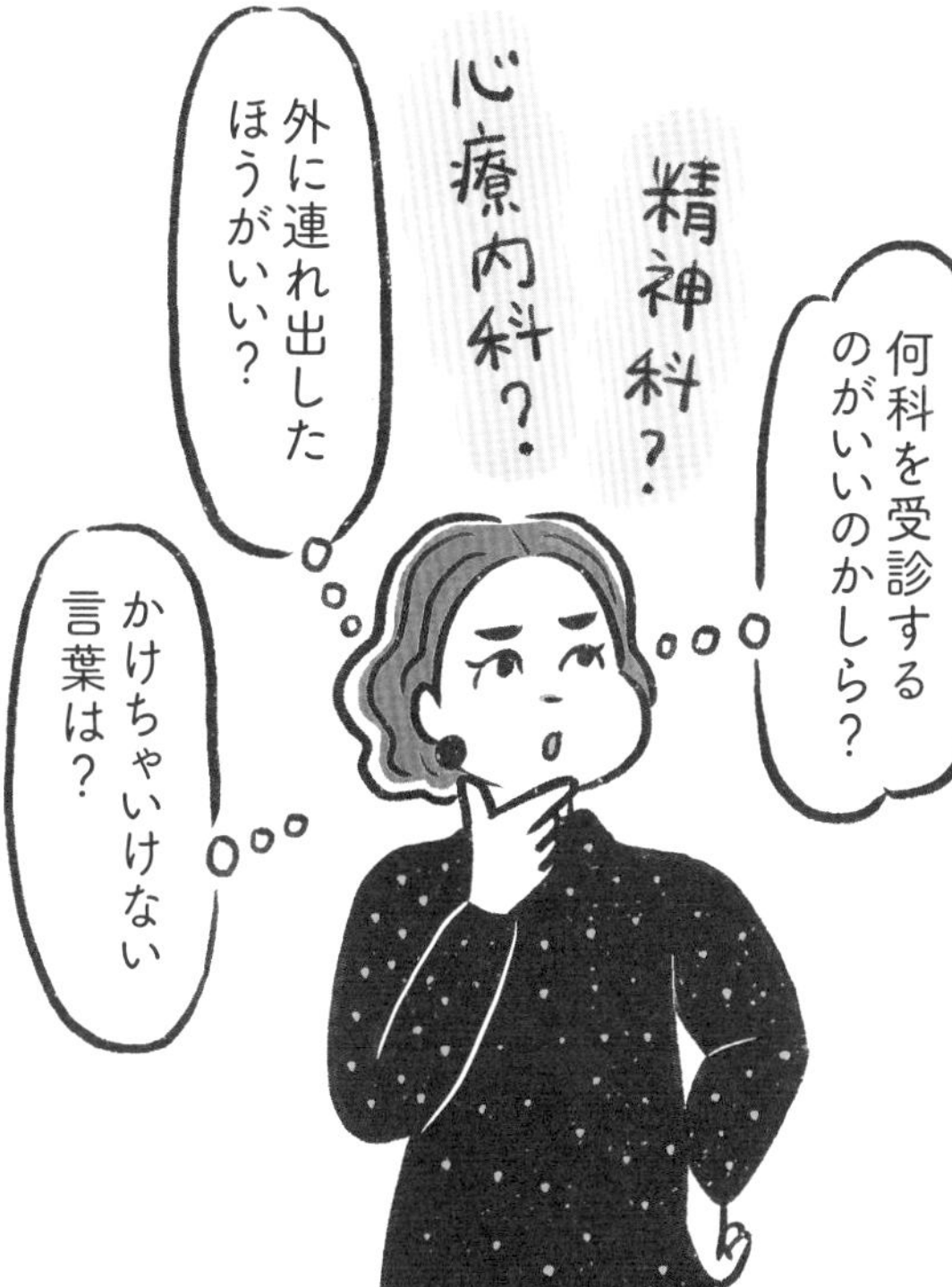
何科を受診するのがいいのかしら？
精神科？
心療内科？
外に連れ出したほうがいいい？
かけちゃいけない言葉は？

知りたいポイント⑧

まず行くのは精神科？心療内科？どこを受診すればいい？

answer

どんな病院の場合でも「精神科の専門医」がいるかチェックしよう

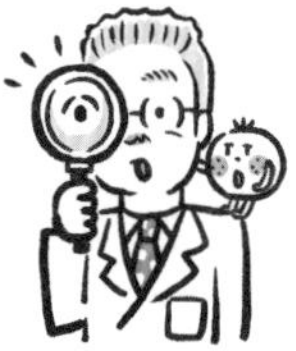

「精神を扱う診療科」に抵抗感がある場合、他の科でも「早く」受診することを優先しよう

夫に心の不調が現れ、受診を考えている……そういうときの選択肢としてはまず、左記のような診療科がある病院かクリニックを受診しましょう。

●精神科
●心療内科
●精神・神経科
●神経科
●メンタルヘルス科

ただし、P44で説明したように男性更年期障害で受診を考えた場合は、最初に泌尿器科を受診することも考えられます。または倦怠感などの身体症状が強く出ている場合は、内科や外科などを受診することも考えられるでしょう。

実は、**うつ病と診断される人のうち、約9割以上が最初に外科や内科などを受診している**というデータ※1もあるようです。

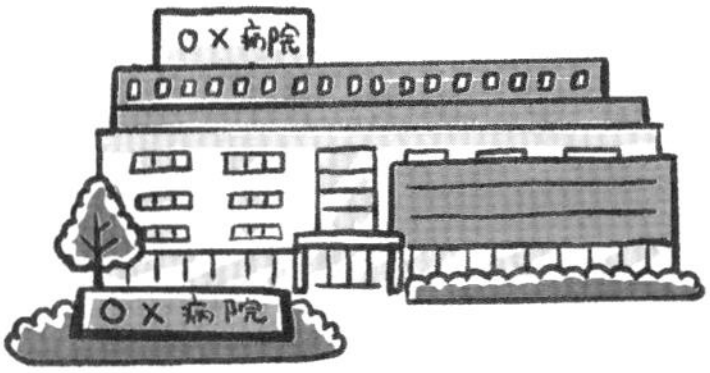

※1　「プライマリ・ケアにおけるうつ病の実態と治療」（2002年）より

みんなの声

●どんな病院に連れていけばいいのか。
「精神科」は拒否されそうで……

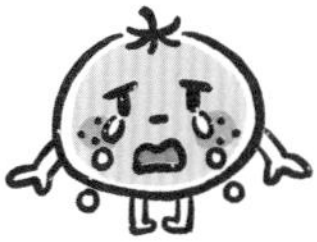

これはやはり、「精神科」にかかるのはどうしても抵抗がある、という固定観念から来るものではないでしょうか。しかし、その抵抗感から受診を先延ばしにし、症状が悪化していく……ということになっては本末転倒。

ただし、例えば女性の場合は「うつ病だと思って精神科を受診したら貧血だった」というケースがあるように、一見うつ病のように見える病気も多くあるもの。これに関しては、詳しくはP76で解説します。

最初に外科や内科を受診したとしても、**「原因がストレス等のメンタルから来るもの」と示唆された場合は、精神を扱う診療科で改めて診察を受けましょう。**

精神科専門医の資格がある医師に診察してもらえるかを確認しよう

みんなの声
●病院の中でも何科に連れていけばいいのかを知りたい

病院やクリニックを選ぶ際には、適切な資格を持った医師がいるかどうかを見極めることが必要となります。できれば「精神科専門医」という資格を取得している医師が在籍していて診療してくれるかどうかを調べておきましょう。大体は病院やクリニックのホームページ等で、医師がどんな経歴を持っているか、専門医資格などを公表しています。

また、軽症〜中等症の場合は個人のクリニック等でも対応してもらえることが多いものの、重症となると入院治療が必要なこともあります。水分すらとれない状態や希死念慮を口にする場合などは、診察後即入院というケースも想定できます。そうなったときのためにも、「夫が重症かもしれない」という場合は最初から入院施設がある大きな病院を選ぶと安心です。

これって何?

精神科と心療内科

「精神科」と「精神・神経科」は同じ内容の診療科で、心の症状や病気を専門として治療を行う。「心療内科」はさまざまなストレスが要因で身体に現れる症状を扱うという違いがある。

知りたいポイント⑨

「夫に合った受診先」を見つけるには？

answer

メンタルヘルスの治療は「医師との相性」が重要。違和感を覚えたら転院も考えて

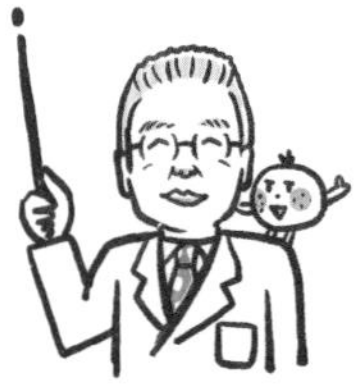

「正確な診断」には時間がかかる

「うつ病のような症状が出ているけれど、他にも胃痛や手足のしびれなど気になる体の症状がある……」

そういった場合は、必ずしも最初から精神科や心療内科などを受

みんなの声

●メンタルヘルスの病院は相性があるというのはよく聞く。どういう状況ならセカンドオピニオンを受けるべき?

診する必要はありません。内科や外科、泌尿器科など気になる症状が強く出ている場合は、まずはそちらを受診してみましょう。**うつ病はよく知られている病気ですが、実は正確な診断というのが難しい病気**でもあります。例えば精神科を受診した場合、まず医師は複数の病名を見立て、その後、定期的な受診と投薬の効果を確認しながら病名を絞り込んでいきます。さらに顕著な症状を抑えるために、見立てた複数の病気が重なり合う部分に薬を使っていき、症状を和らげながら時間をかけて診断を行うのが一般的です。

担当医とのコミュニケーションに違和感がある場合は医師や病院を変えてみよう

症状を見て薬を処方したり、手術を施したりして治していく内科や外科とは違い、メンタルヘルスを扱う診療科の場合、治療の中で

これって何?

精神科以外でのうつ病の治療

最初に内科にかかった場合でも、軽症であればそのまま内科でうつ病用の薬をもらったり、治療を受け続けることは可能。

行われる「精神療法」は、医師が患者の言葉を聞き、受け止めることで行われます。つまり、**治療の中で「医師との相性」というのが非常に重要になってくる**ということ。

そのため、もしも病院にかかったときに「担当医となんだか合わないかも」と思った場合は、担当医を変更することを検討してもらうか、転院を考えたほうが良いでしょう。

「先生を変えてもらうなんて……」と思うかもしれませんが、精神科の治療において、患者との相性で担当医師が変わるというのはよくあること。違和感を覚えたら、我慢せずに病院側に申し出てみましょう。重要なのは、一人の医師との相性が悪かったとしても、そこで治療を諦めないことです。

〈ここがポイント〉

我慢せずに申し出ることが、順調な回復へのカギ

みんなの声

●ドクターもそれぞれ専門分野があるので、メンタルクリニックのホームページでわかるのが良かった

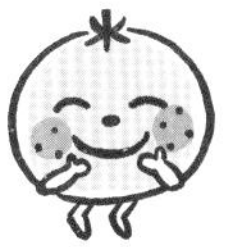

受診状況等証明書は「5年以内」に！

メンタルヘルスの疾患は、通院が長期にわたることが想定されます。場合によっては障害年金を「働きながら受給すること」が可能です。うつ病の場合、会社から勤務に配慮をされていることが条件となります。申請に必要なのが「初診日の証明」です。最初にかかったのが内科や泌尿器科など精神科以外の科で、その後に精神科に長期にわたってかかるようになっても、障害年金の申請には「最初にかかった医療機関での受診状況等証明書」が必要となります。

カルテの保存期間は法律で5年と定められていますから、基本的には5年以内に初診時の医療機関で証明書を書いてもらうようにしましょう。また、5年以上が経過していた場合や、最初に受診した医療機関が閉院していた場合には、「第三者証明」という形で、請求者本人や親族以外の第三者からの申し立てによって証明できる可能

これって何？

第三者証明

病院での初診日証明が取れない場合、「第三者」に申請者が病院に通っているという話を聞いた、受診に付き添ったなどの「通院を証明する事柄」を証言してもらうことで通院していたことを証明してもらう。

性があります。

「セカンドオピニオン」は取ってもいい？

治療の中で、現在診療を受けている主治医とは別に、違う医療機関の医師に診断や治療計画について判断を求める「第2の意見」を「セカンドオピニオン」といいます。

「病名の診断が下りて治療計画が決まったけれど、本当にこれでいいのか不安」

「治療を進めているけれど、この方針でいいのか疑問を感じる」

と思ったときは、他の医師の意見も聞いてみたくなるでしょう。

ですが、

「今の主治医のことを信用していないと思われるのでは？」

と考え、躊躇《ちゅうちょ》する人も多いのではないでしょうか。

これって何？

セカンドオピニオン外来

病院によってはセカンドオピニオン専門の外来を設けていることも。基本的には転院のための外来ではなく、「診断や治療に関する他の意見を聞くこと」が目的となるため、保険外診療の扱いとなり、全額自己負担になる。

みんなの声

●セカンドオピニオン、なんだか主治医を「裏切る」ような気がして気が引けてしまう……

しかし、セカンドオピニオンをためらう必要はありません。なぜなら、**きちんと診断を下している医師は自分の診断に自信があれば、セカンドオピニオンを取ってもらっても「同じ答え」が出ると確信している**からです。つまり、もし「セカンドオピニオンを取りたいんですが」と申し出た際に嫌な顔をする医師がいたとしたら、それは自分の診断に自信がないことの表れなのです。

セカンドオピニオンを取る際は、主治医の了承を得た上で、治療経過や検査データなどを持参して意見を聞く形になります。原則として、全額自費診療となります。「どんな点が不安なのか、何を聞きたいのか」を整理してからかかるようにすると、スムーズです。

〈ここがポイント〉

メンタルヘルスに関する疾患の場合は、医師変更やセカンドオピニオンを遠慮しなくてＯＫ

知りたいポイント⑩

「薬が合うかどうか」はどう見極めればいい？

answer

まずは2週間服用を続ける。強い副作用や気になることがあれば主治医に相談を

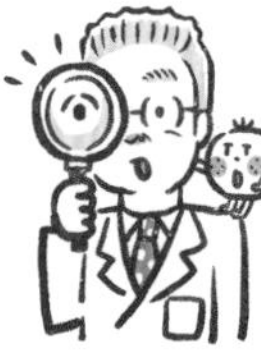

まず処方されたとおり服用して体調の変化を確認

治療を続ける中で、「今処方されている薬は〝効いて〟いるんだろうか？」と気になる人は少なくありません。

特にいわゆる「抗うつ剤」の中には、どうしても飲みはじめた初

みんなの声

●抗うつ剤というとどうしても「副作用がきつい」というイメージ。勝手に飲むのをやめてしまいそうで不安

期には吐き気やおう吐、下痢などの消化器系の副作用がみられることがあります。特に最初の1週間は、そういった症状が強く出る傾向があるようです。

そういう場合、「このままこの薬を飲んでいてもいいのだろうか？」と不安に思うかもしれませんが、精神疾患の薬の場合は、鎮痛剤や胃腸薬のように「飲んですぐに症状が治まった」という効果は実感しにくいもの。じっくり、長期間服用し続けることで効果を発揮するタイプの薬でもあります。

まずは**最低でも2週間、処方された薬を決められたタイミングに、決められた量服用**しましょう。その上で「副作用が気になる」「吐き気や眠気など他の症状が強く出てしまい、日常生活に支障が出ている」などの心配があれば、医師に相談しましょう。

抗うつ剤もさまざまなタイプがあり、個人の体質や症状により効果に差が出ます。そのため、最初からぴたりと症状に合うものを処方す

これって何？

抗うつ剤

うつ病の原因と考えられている脳内の神経伝達系（セロトニン、ノルアドレナリン系）に作用する薬。その化学構造、作用機序によってタイプがある。胃腸など消化器系の症状以外には眠気や頭痛などの副作用が知られている。

るのは難しいもの。最初に処方された薬が症状に合う可能性は50％くらいだと言われています。

薬を飲み続け、6～8週間経っても症状が改善しない場合は別の薬を試してみる、そういったタイムスパンで合う薬を探していくこととなります。

自己判断での「断薬」は絶対にしないこと！

メンタルヘルスの疾患においては「薬を飲む」ということに強く抵抗を感じる患者さんが多いのも事実です。そういった理由もあり、「ちょっと調子が良くなった気もするから、もう薬を飲まなくてもいいかも」と自分で判断をして勝手に薬を飲むのをやめる「断薬」をしてしまうケースというのが見られます。**しかし、これは絶対にしてはいけないこと！** 前述したように、抗うつ剤というのは「すぐには効

みんなの声
●夫がうつ病になってしまい、ずっと薬を飲み続けています。いつか薬をやめることができるのでしょうか……？

果が表れにくい」薬が大半です。だからこそ、途中でやめてしまうと、少しずつ効き始めていても、体内から薬の成分が断たれ、場合によっては余計に悪化してしまう……というケースも。

最近の抗うつ剤は「1日1回」飲むだけで済むというものも多く、昔よりも継続的な服薬がしやすくなっています。夫が薬を飲むのを忘れてしまう、きちんと飲んでくれない……という場合には、たとえば夕食など「家族が揃って食事をするときに服薬をする」などのルールを決め、声かけをすることがサポートとなります。薬にも「食後でないと効かない薬」などさまざまな特性があるので、医師の指示をきちんと守り、飲み続けられる工夫を一緒に見つけていくと良いでしょう。

症状の改善が見られ、薬の必要性が感じられなくなっても、医師の診察で徐々に薬を減らしていくことが、回復への近道となります。

これって何？
うつ病治療の減薬・断薬
抗うつ剤は突然やめてしまうと「離脱症状」が現れ、身体のだるさや頭痛など体調が悪化してしまうことも多い。医師と相談しながら少しずつ薬を減らしていくことで、再発を防ぎながら薬を減らしたり、やめることができる。

知りたいポイント⑪

「カウンセリング」について教えて！

answer

治療に必要な「精神療法」のひとつ。タイミングと相性が大切

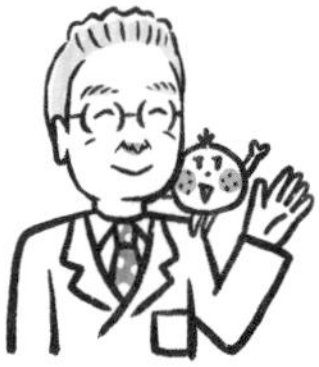

カウンセリングは「受けるタイミング」が重要

うつ病の治療のひとつである「精神療法」に含まれる「カウンセリング」。これは「臨床心理士」の資格を持ったカウンセラーによっておこなわれるのが一般的です。しかし、**カウンセリングはすぐに受ければいいというものではありません。**まずは一般的なうつ病の進行と、

回復までの段階を知りましょう。

カウンセリングや「認知行動療法」では、対人関係や、自分が陥りやすい「考え方のクセ」など、うつ病発症の原因について振り返り、見つめ直すことが必要になります。「考え方のクセ」を認識し、それを調整していくことで、再発防止につながるからです。

つまり、休養が必要な初期の「急性期」「亜急性期」に受けてしまうのは逆効果。

「部分寛解期」もまだ症状は再発しやすいため、きちんと自分自身

病期	期間	状態
急性期	1週間〜1カ月半	うつ病の症状が発症した時期。最も症状が激しく出る期間で、とにかくこの時期は休養が必要
亜急性期	急性期から約3カ月	「好きなことなら少しずつやれる」ものの、まだ倦怠感も強い時期
部分寛解期	亜急性期から2週間〜1カ月半	疲れにくくなり、集中力が徐々に戻ってくる
回復期	部分寛解期から2〜3年	部分寛解期で8割ほどまで回復し、その後2〜3年かけて元の状態に戻るイメージ

の発症状況を振り返ることができる「回復期」に入ったときに最も効果を発揮すると言われています。自己判断ではなく、医師の意見を聞いてからカウンセリングを受けるようにしましょう。

また、服薬や通院の必要がなくなったあとに「再発予防」のためにカウンセリングを利用するのも良い方法です。

みんなの声

●カウンセラーを探すとネット上のクチコミにいろいろ書かれていたりして、判断に悩む

カウンセラーはどうやって探したらいい？

日本ではカウンセリングは基本的に「自費診療」となります。欧米などのように日常でカウンセリングを利用することが一般的ではなく、相性が良いカウンセラーを探すのは難しいのが実情です。

カウンセリングを希望する場合は、**まずは通っている病院や主治医に相談を**してみましょう。クリニックや病院によっては院内で実施していたり、提携のカウンセリング施設を紹介してもらえること

みんなの声

●カウンセラーさんは何人か試してみて、相性のいい人と巡り合うことができました。時間はかかったけど、結果的に良かったと思っています

も。また、最近ではオンライン上でカウンセリングを行う人も増えてきたので、遠方のカウンセラーのカウンセリングを受けたい、外出がつらい、という人は利用してみても良いでしょう。

ただ、医師選びと同じで「人間対人間」の治療ですから、少しでも「合わないかも」と思った場合は無理をしないこと！　たとえクチコミが良くても、すべての人と相性が良いとは限りません。違和感を覚えた場合は、別のカウンセラーを探してみましょう。

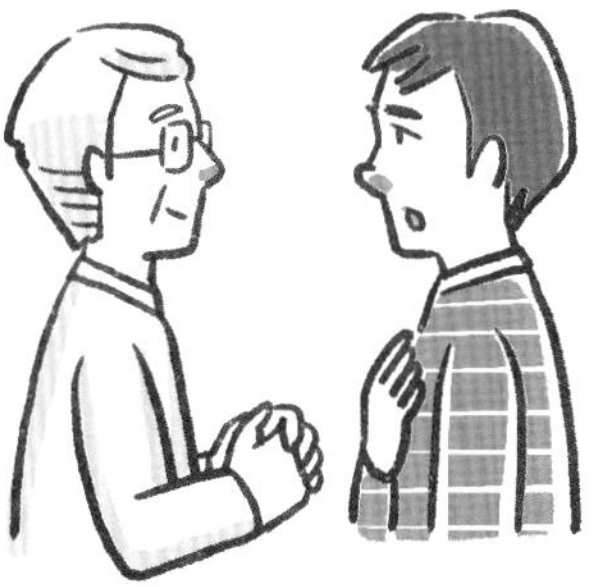

これって何？ カウンセリングと日本の診療制度

アメリカではカウンセリングが正式な医療行為と認められており、精神科医が時間をかけてカウンセリングを行うことができる。しかし日本ではカウンセリングは保険適用ではないため、精神科医が長時間かけてカウンセリングを行うことが不可能なのが実情。

知りたいポイント⑫

日常の中での「声かけ」のポイントは？

answer

叱咤激励は厳禁と肝に銘じておきましょう

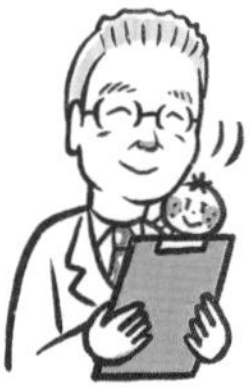

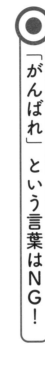

「がんばれ」という言葉はNG！

夫がうつ病になった場合、一緒に生活をしている家族はどう対応すべきでしょうか？

まずは、**「言ってはいけないNGワード」を把握しておく**ことからスタートしましょう。うつ病の患者に何よりも厳禁なのは「叱咤激励」です。

みんなの声
●闘病中の夫についイライラしてしまいます。優しくしなくてはと思ってるんだけど……

「いつまでも休んでいちゃダメじゃない」

といった「叱咤」。そして、

「先週はがんばれたんだから、今週もがんばれるわよ」

という「激励」。ついついかけてしまいがちなこういった言葉は、うつ病の患者にとっては、とてもつらい言葉になります。

特に**「がんばれ」という言葉は、うつ病の患者には最もかけてはいけない言葉**です。それはなぜか？　患者本人は既にこれ以上できないほどがんばっているのに、現実としては心と体が言うことを聞かず、無力感でいっぱいになっています。そんな状況で「がんばれ」と言われても、「もう無理」だと思ってしまう。励まして元気づけようとして発した言葉が、心を折ってしまうことにつながるわけです。

急性期は「大事故の後」と一緒！声をかけず、そっとしておこう

他にも、家族がよくしてしまうNG行動として、「気分転換に外出に誘う」というのがあります。部分寛解期や回復期には効果的なこともありますが、発症したばかりの急性期は「静かに休むこと」が最優先。外出などで体力を使うことは、回復の妨げになることも。

急性期は「事故に遭った直後」と思い、とにかく安静に休むこと。家族としては何も声をかけないことは不安になるかもしれませんが、ぐっとこらえて見守ることも「支える」ことだと自覚しましょう。

また、良かれと思って抑うつ状態やうつ病の原因になった事柄について あれこれ聞いたり、「そんなことでクヨクヨするなんて」と

みんなの声

●ずっと寝てばかりいると、少しぐらい外に連れ出したほうが良いのでは？　と思ってしまう

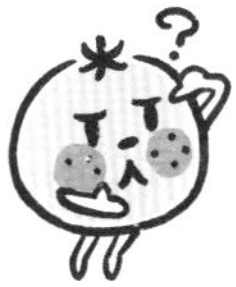

いう発言をするのも逆効果。抑うつやうつ病の状態では何でもネガティブに受け取ってしまうため、その発言から「どうせ自分なんて」と思い込んでしまうことにつながります。

こちらからはあまり声をかけず、本人が「しんどい」「つらい」と口に出したら「そうだね、しんどいよね」「あなた、最近眠れてないよね。つらいよね」と少し共感して、受け止めてあげる。そういうスタンスを心がけましょう。

〈ここがポイント〉

励ましやアドバイスはせず、そばにいて見守る姿勢が大切

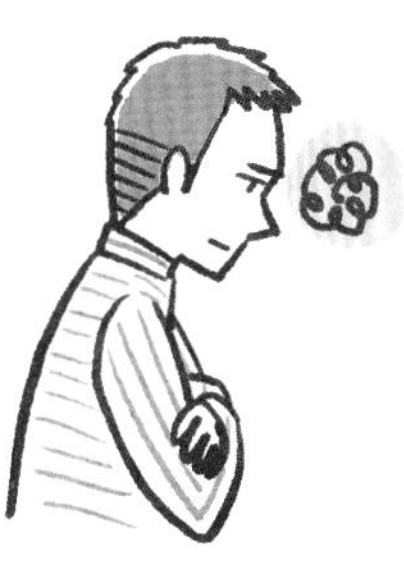

これって何？

うつ病の人とオンラインコミュニケーション

うつ病の人はネガティブ思考になるため、相手の感情が見えづらいメッセージアプリやメールなどのコミュニケーションは冷たい印象を持ってしまう場合も。やり取りの際は言葉の使い方に注意を。

知りたいポイント⑬

重症化するとどんな症状が現れる？

answer

自責の念が強くなり、日常生活が困難に

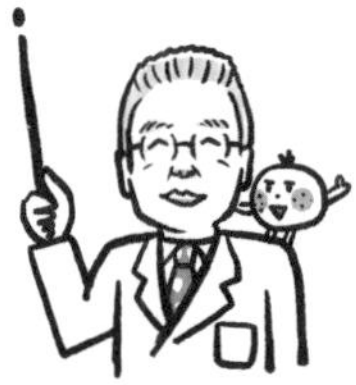

命の危険がある場合は入院となることも

うつ病は軽症だからと言って、治療をせず放置していると、重症化してしまうケースが非常に多い病気です。

P19のチェックリストに当てはまる症状が多数出て日常生活を送るのが困難な場合、もしくは自責の念が強くなり「自分は無価値だ」「消えてしまいたい」「死にたい」という思いが強い場合は、一般的

みんなの声
●気がついたら日常の中で、夫が楽しそうにしていることが減っていた。
もっと気にかけておけばよかった

に重症と診断されます。特に希死念慮が強く出ている場合は、強制入院となることも少なくありません。

身体症状が強く出る場合もあり、食欲の低下が加速して食事がとれないため、10kg以上痩せてしまうこともあります。さらに症状が進むと水すら飲むことが困難になる場合も。そうなった場合は身体的にもかなり危険な状態になってしまうため、入院となる場合が多いでしょう。

重症期には「妄想」が出てくることも

また、重症になると症状として「妄想」が現れる場合もあります。この妄想は「微小妄想」と呼ばれ、代表的な3つのタイプがあります。

●**罪業妄想**……すべての失敗を自分のせいだと思い込んだり、自分の存在が周囲の人にとって迷惑である、と思い込む

●**貧困妄想**……経済的な問題は起きていなくても「お金がない」「お金がなくなってしまう」という考えに囚われてしまう

●**心気妄想**……検査を受けて異常がないにもかかわらず、「自分は重い病気にかかってもう助からない」などと思い込んでしまう

いずれの妄想もひどくなると、入院治療が必要なケースも。こういった妄想に当てはまる発言を夫が口にした場合は、早急に医師の診察を受けましょう。

「希死念慮」が出た場合の対処は？

重症化した場合、一番気をつけなければいけないのは「死にたい」

これって何？

「妄想」の種類

「妄想」は、事実と異なることを確信してしまう状態。発生のメカニズムが不明な「一次妄想」と、ある程度原因が推測できる「二次妄想」があり、うつ病による妄想は、二次妄想に分類される。

みんなの声
●悪化した場合にどんな症状が出るか知っておくことで、心の準備ができそう

と口にするなど、希死念慮が出た場合。次のような対応が考えられます。

●台所の包丁などの刃物や大量の薬物など、自殺の手段につながるようなものは目の届かない場所に隠す
●「自殺　やり方」など、自殺の方法を調べていないかどうか、できればネットの検索、閲覧履歴などを定期的にチェック
●「死にたい」などとメールや電話が来た場合は、「一緒に病院に行こう」など寄り添うような対応をする
●「あなたに生きていてほしい」というメッセージを伝える

こういったことを心がけ、実際に行動に移してしまうことのないよう、入院などの対策も含め、病院、医師の力も借りて乗り越えましょう。

知りたいポイント⑭

うつ病と間違われやすい病気 どんなものがある？

answer

「似たような症状」が出る場合もあれば「他の病気と一緒に発症する」場合も

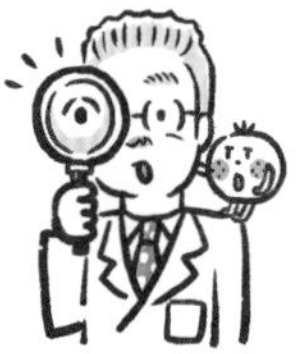

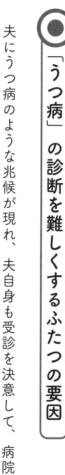

「うつ病」の診断を難しくするふたつの要因

夫にうつ病のような兆候が現れ、夫自身も受診を決意して、病院で診てもらうことになったとします。

「これでうつ病と診断が下りれば、不調の原因がわかって一安心」

みんなの声
●うつ病だと思ったら双極性障害という人が身近にいました。躁状態を知らなかったので、難しいなと思いました……

こう思うかもしれませんが、うつ病は非常に診断が難しい病気です。その原因は主に2つあり、

①うつ病のような症状が出る他の病気があったり、投薬の副作用で抑うつ状態になっていることもある
②うつ病は、同時に他の病気を発症していることも多い

こういった理由から、メンタルヘルスを扱う専門の病院であっても、まず初診でうつ病という診断が下りることは多くありません。時間をかけて、他の病気の可能性がないかを探っていくことになります。

例えば、うつ病と間違われやすい代表的な病気には、次のようなものがあります。

適応障害とうつ病

これって何?

適応障害とうつ病の診断の大きな違いは「ストレスを除いても症状が持続するか」。持続する場合はうつ病、持続しない場合は適応障害と診断されるが、両方を併発する場合もある。

〈うつ病と間違われやすい病気〉

●**双極性障害**……気分が高まったり落ち込んだり、躁状態とうつ状態を繰り返す病気。診察を受けたときにうつ状態だったためうつ病と誤診されることも多い

●**適応障害**……日常生活の中で、何かのストレスが原因となって心身のバランスが崩れ、社会生活に支障が生じた状態。原因が明確なうつ病ともいえ、併発する場合もあるが、適応障害のみの場合は投薬があまり効かないという特徴がある

●**甲状腺機能低下症**……甲状腺ホルモンの分泌低下により不安や気分変調、集中力の欠如、焦燥感など、うつ病のような症状が現れる

●**低血糖症**……血糖値がコントロールできず下がりすぎてしまい、疲労感が強く動けない、精神状態が不安定で乱高下しやすいなどうつ病と似たような症状が現れることが多い

みんなの声

●父が抗がん剤の副作用でうつ病のような状態に。原因はメンタルヘルスだけじゃないんだなと……

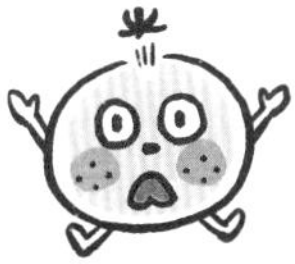

こういった病気の場合は精神科だけでは診断がつかず、いくつかの科での診察や検査を経て病名が確定することになります。ときには病名の確定まで何年もかかる……ということもありうるのです。

うつ病は「単体で発症する」とは限らない

また、P77の②のように、うつ病は他の病気と併発することもあります。**検査や治療の過程で他の疾患が見つかることも少なくありません。また、他の病気の投薬の影響でうつ病のような症状が出てくることもあります。**

いずれにせよ、自己診断は禁物。さまざまな可能性を想定し、じっくり治療に向き合っていくことが大事です。

うつ病を併発しやすい病気の例

感染症／がん／慢性疲労症候群／認知症／てんかん／糖尿病／冠動脈疾患／消化性潰瘍／多発性硬化症／内分泌疾患／甲状腺機能低下症／副腎機能低下症／アルコール依存症／不安障害／エイズ／パーキンソン病／強迫性障害／統合失調症　など

知りたいポイント⑮

「生きづらさ」を抱える人と「うつ病」の関係は？

answer

「大人の発達障害」が背景にあるとうつ病を発症しやすいことが明らかに

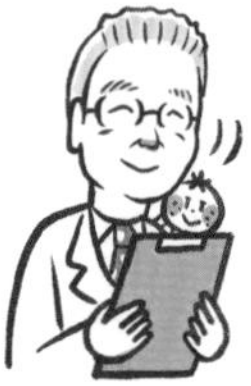

原因が実は「発達障害」というケースも

「大人の発達障害」という言葉を聞いたことはないでしょうか？

生まれつき脳の発達に特性があるため、子供のころから友達作りやコミュニケーションがうまくいかなかったり、周りのペースに合

みんなの声
●もしかしたら夫はADHDではないかと40歳を過ぎて思うようになりました。もっと早く知りたかったです

わせられなかったり、周囲への興味の持ち方が他の人と違ったり……という症状が出てくる「発達障害」。注意欠如・多動症（ADHD）、自閉スペクトラム症（ASD）などが代表的で、症状があったとしても個人差が大きいこと、成長するにつれ症状が落ち着いてくる人も多いことから、その存在自体が広く知られるようになってきたのは近年です。

しかし、なかには発達障害であることを自覚しないまま大人になり、**周囲とうまくコミュニケーションできなかったり、失敗を繰り返すことでストレスがふくらみ、うつ病を発症してしまう**というケースが多くなっています。うつ病だと思って病院を受診したところ、自分がこれまで気づいていなかった発達傾向がわかった、ということも少なくないのです。

これって何？ 自閉スペクトラム症（ASD）の男女差は？

実はASDには男女差があることが知られており、男性と女性の発生比率は4対1と圧倒的に男性のほうが多い。そのため、男性でうつ病を発症する人の中にはASDの特性を持っている人も多いと考えられる。

それぞれの発達障害の特性を知り、自己理解を深めよう

代表的な発達障害には、このようなものがあります。

●**自閉スペクトラム症**（ＡＳＤ）……「相互的な対人関係の障害」「コミュニケーションの障害」「興味や行動の偏り・こだわり」の3つが大きな特徴。約100人に1〜2人は存在すると言われている。

●**アスペルガー症候群**……ＡＳＤの中に含まれ、ＡＳＤの中では比較的コミュニケーション能力はあるものの、社会性や他者に共感する能力、想像力が欠如しているのが特徴。職場などでの対人トラブルが原因で発覚することも多い。

●**注意欠如・多動症**（ＡＤＨＤ）……注意を持続させる、順序立てて行動するということが苦手、落ち着きがない、待てない、行動

みんなの声

●職場にASDの人がいますが、営業から経理に異動したことで、すごく働きやすそうになったのが印象的でした

の抑制が困難であるという特徴がある

これらの発達障害は、二次的にうつ病を併発する場合が多いことで知られ、**ASDの約40％、ADHDの約50％がうつ病を併発している**という研究結果も出ています。※1 この場合、例えばうつ病自体を治療できたとしても、「うつ病の根本原因となっている発達特性」自体は解決していないため、また同じような状態になってしまうことが考えられます。

※1「発達障害の原因疫学に関する情報のデータベース構築のための研究」2019年度

発達障害は場合によっては薬物療法を補助的に用いることもありますし、また生活改善や認知行動療法なども用いられます。ときには特性に合った環境に職種を変えてもらうことで職場でのストレスを軽減することも可能でしょう。

うつ病を悪化・再発させないためには、まずは自分の特性を理解し、受け入れることが第一歩となるのです。

これって何？

発達障害と薬物療法

発達障害は特性のため、投薬で「治る」ことはないものの、特性を和らげて日常生活を送りやすくすることは可能に。成人で就労などに支障がある場合は、近年は薬物療法が補助的に用いられることも多い。

知りたいポイント⑯

休職期間中はどんなサポートをすればいい？

answer

「規則正しい生活」を送れるように意識しよう

「三食バランスの良い食事」を心がけて

夫がうつ病で休職した場合、基本的には前述のようにまずは休養させ、声かけの頻度や内容に注意しながら「そっとしておく」というのが最善の対処となります。

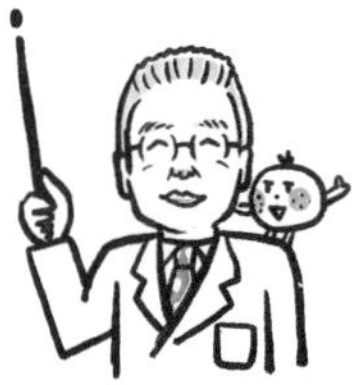

食欲が落ちると体重が減ってしまったり、身体的にも良くない影

みんなの声
●相手を傷つけずに寄り添うことができたらな、と思っています

響が表れるので、「きちんと食事がとれているか」は気にかけるようにします。

といっても特別なメニューを作る必要はなく、「朝昼晩の三食、栄養バランスのいい食事」ということを心がけましょう。

この「朝昼晩」というのがポイントです。なぜかというと、**規則正しい食生活から生活リズムが整い、神経伝達物質の正常な分泌を促すことにもつながる**からです。また、服薬のタイミングを毎日きちんと固定することで、薬の飲み忘れを防ぐことにもつながります。

「夫の食欲がないみたいだし、好きな肉料理ばかり出してあげようかな」

などとつい考えてしまいますが、それは逆効果。もしも毎日バランス良く作るのが難しい場合は、ビタミン系のサプリメントやドリンクなどを活用しても良いでしょう。

また、抗うつ剤を摂取し始めると食欲は増進するものの、運動機

みんなの声
●なかなか症状が良くならない期間はもどかしかったけど「いつでもそばにいるし味方だよ」と伝え続けました

能はすぐには回復しないため、太ってしまうパターンも。無理に食事を減らしたりせず、脂質が少なめの赤身肉や、野菜などを多く使ったローカロリーなメニューを作ることで対処しましょう。

〈ここがポイント〉
三度の食事で、生活と服薬のリズムを

●うつ病の治療中は「アルコール摂取」は控える

もともとお酒が好きな人の場合、うつ病の治療中でもお酒を飲みたくなることがあるでしょう。**しかし、うつ病治療中の飲酒は基本的にNG。**

理由は、うつ病に罹患すると「不安」が強く、その不安を打ち消すためについアルコールの摂取量が増える傾向にあること。また、

これって何？
うつ病と「肥満」
一般的にはうつ病になると食欲が低下し体重が減少することが多いが、まれに過食傾向が出たり、運動不足から肥満になることも。また、肥満や糖尿病の人はうつ病を発症しやすいという医学的データも。

みんなの声

●夫がうつになって、周りのサポートの重要性を実感します。
寄り添い見守る姿勢を崩さないことが大切

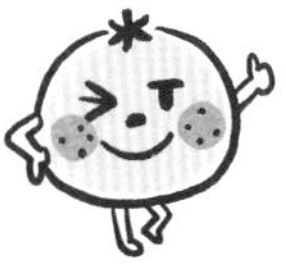

服薬とアルコール摂取を同時に行うと薬の効き方が変わってしまったり、肝臓にも負担がかかるからです。抗うつ剤など薬の服用中は基本的には飲酒は避けましょう。眠れない時に「寝酒」としてアルコールに頼りたくなる人もいると思いますが、飲酒をしての睡眠は基本的には睡眠の質をかなり悪くします。前述のようにうつと不眠には密接な関係があり、睡眠の質の低下がうつの症状を悪化させることにもつながりかねません。

もしも不眠が強く、眠れない場合は、お酒を飲むよりも医師に相談して睡眠薬を処方してもらうと良いでしょう。うつ病の治療中は、夫の飲酒についても気を配っておきましょう。

〈ここがポイント〉

うつ病とアルコールの相性は悪いもの。治療中の飲酒は控えて

知りたいポイント⑰

「回復期」ってどんな時期？

answer

「症状はなくなった」ように見えても無理は禁物

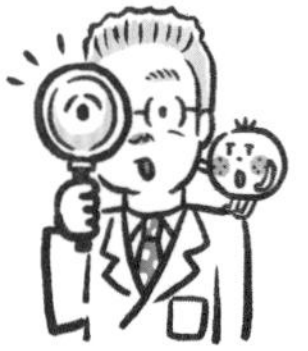

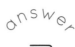

焦って無理に復帰をしないのが「回復期」のポイント

P25の説明で「回復期」が2〜3年と長いことに疑問を持った人もいるのではないでしょうか。部分寛解期を経て、「回復期」と言われる時期になると、基本的には症状のほとんどは消失したように見えます。

しかし、精神活動がまだゲンキだった時まで回復していないのが

みんなの声

●いつ頃になったら前のように仕事ができるようになるのかを知りたい

「回復期」。つまり、症状がなくなったように見えたからといって無理をしてしまうと、たやすく症状がぶり返して再発してしまうのもこの時期なのです。

いきなりフルタイムで休職前のように復帰するのではなく、「リワークプログラム」などに参加しながら、短時間勤務や職場の環境調整などを行い、**徐々に復帰への道筋を作り、心と体を慣らしてい**きましょう。

この時期は睡眠障害だけ残ったり、1～2カ月ごとにうつ病の症状が出るなどの傾向もあります。市販の睡眠薬を使用するなど自己判断をせず、主治医と相談をしながら社会復帰を進めていくことが大切です。

繰り返しますが、この「回復期」は年単位でかかるもの。すぐに休職前のように戻らないからといって焦ってしまうと、再発してしまうことも。ゆっくりと回復を見守る心持ちでいましょう。

これって何？

リワークプログラム

うつ病や適応障害などで休職した人を対象とした、職場復帰・職場定着の支援を目的としたリハビリテーションプログラム。詳しくはP116参照。

知りたいポイント⑱

回復傾向にあるときは、家族はどう対処すればいい？

answer

「寄り添って一緒に行動する」を心がけて

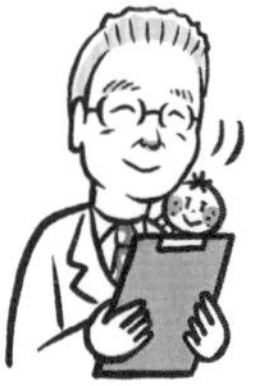

夫が自分から「行動したい」と言い出したら同行してあげよう

うつ病の急性期、亜急性期の人たちに良かれと思って「どこかに遊びにいこう」「外に出たら気分転換になるよ」と無理に連れ出すの

みんなの声

●無理をしないでほしいけど、無理をしてしまう家族にはどんな言葉をかければいいのか

は逆効果。

しかし、部分寛解期、回復期になると本人から「ちょっと外に行ってみようかな」と口に出すことがあります。そう言われたときは、それに合わせてあげましょう。

「今日はいい天気だから散歩でも行こうかな」

と口にしたら、

「あらいいわね、私も一緒に行ってみようかしら」

と寄り添ってみましょう。「あなたと一緒に行動したいんだよ」という意思をさりげなく見せるのがポイントです。

こちらから「外に行こう」と声をかけるのではなく、本人がもし「外は気持ちよさそうだなあ……」という言葉を口にしているようだったら「ちょっと一緒に散歩してみる?」と声をかける、くらいのスタンスで寄り添うことを目指してみてください。あくまでも**「本人のペースに合わせること」が重要**です。

「再燃」はするものと思い、その都度対処

うつ病の治療において覚えていただきたい言葉として「再燃」があります。これは治療に反応して症状が良くなりかけたときに、再び症状が悪化した状態のこと。一般的に2カ月以内に症状が再度出てきたときは「再燃」、2カ月以上経って症状が出てきたときは「再発」と言います。

基本的には、回復期はうつ病は「完全に治った」状態ではありません。目には見えない症状がくすぶっている、そういう時期だと思いましょう。そのため、再燃があると「またうつ病が悪化するのではないか、社会復帰が遅れるのではないか」と家族は心配になると思いますが、**「再燃はして当たり前」くらいの心構えで**いると一喜一憂せずに済みます。症状が出た場合は主治医に相談し、冷静に対処をしていきましょう。

これって何？

再燃

精神医学だけの用語ではなく、病気の進行が止まっていた、または、軽快していたものが再び進行し始めることを言う。

みんなの声
●「もう夫は良くなったかな」と思ってからが意外と長く、自分はこの時期がつらかったです……

うつ病の場合、休職明けでいきなり職場復帰するのがあまり良くない結果につながることが多いのは、この「再燃」のため。再燃は1～2カ月に1度のペースで、1週間ほど症状が出てくることが多いといいます。「疲れやすくなった」「食欲が落ちた」などのささいな火種も見逃さず、その都度、対処方法を見つけていきましょう。

避けたいのは、「すっかり回復した」と思い込み、再燃したことで本人も家族も落ち込んでしまうこと。「完全寛解」までには時間がかかるものと考えておきましょう。適切な対処さえすれば、再燃の前以上に症状が悪化することはほぼありません。ゆっくりと回復を目指していきましょう。

〈ここがポイント〉
再燃したとしても落ち込まず、回復を焦らないこと

知りたいポイント⑲

心の病を長引かせないために、家族ができることは？

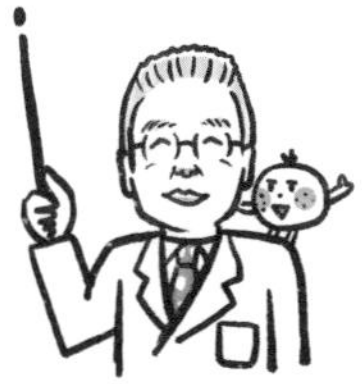

answer

知識をつけ、診察に付き添うなど「一緒に病に向き合う」姿勢が大事

夫の診察にはできれば妻が同行を

「『がんばれ』と声をかけるのもダメだし、見守る以外にできることはないの？」

夫がうつ病になった場合、妻の立場だとそのようにもどかしく思うかもしれません。

もちろん、妻をはじめ家族の立場からサポートできることは他にも多くあります。例えば、夫の診察、できれば初診時には、夫が希望した場合は妻が一緒に立ち会いましょう。

なぜなら、「うつ病」は自分では症状が自覚しにくかったり、正確に認識できていないこともあるからです。妻が診察に立ち会うことで、

- ●夫自身が自覚していない、症状の客観的な状況
- ●本人の口からは話しづらい、会社や家庭などの環境
- ●「自殺したい」などの言葉があればその事実

を医師に伝えることができます。ただしあくまで**診察のメインは夫であり、妻は補足事項を伝えるというスタンスが重要**です。

また、他の身体的情報や既往症などを伝えることも、医師の診断

みんなの声

●最初に受診に同行したとき、先生にいろいろと疑問点が聞けて良かった。
あのとき、少し不安が解消できた気がする

の役に立ちます。例えば双極性障害などは、現在抑うつ状態でも過去に躁状態があったと把握することで診断が可能になります。

妻からの情報があることで、医師はより正確に症状や状態を把握することができ、治療をスムーズに進めることができます。生活に大きな変化があったときや、急性期から亜急性期に変わるときなど治療が変化するタイミングも、妻が立ち会ったほうがいいでしょう。

「うつ病」に関する理解を深め、家庭を「休養の場」に

うつ病の治療にまず必要なのは「休養」。しかし、家庭内が「休養の場」とならない場合、うつ病の治療は困難となります。まずは家族みんなでうつ病に関する知識を身につけ、声かけの方法や接し方など、適切な対処を行っていきましょう。

うつ病の人にとっては「大きな音・騒音」もストレスとなります。

みんなの声

●自分のストレスがたまると夫にきつい言葉をかけてしまい悪循環。
妻側のケアも大事だなと思います

テレビなどをつけっぱなしにしない、目の前で大声で言い争わないなどの配慮も必要です。

また、「仕事を休みたい」と夫本人が思っていても、経済的なゆとりがない場合は安心して休むことができません。妻はできる範囲で経済的にも夫を支える工夫を行い、利用できる社会保障制度を調べてみましょう。

とはいえ、妻も気を遣ってばかりではつらくなってしまうことも多いもの。そういうときは第4章でお伝えするようにストレスをためすぎず、自分自身のケアを行うことをおすすめします。

長期間にわたる治療になるからこそ、妻側も息切れをしない形でのサポートを考えていきましょう。

〈ここがポイント〉

夫のサポートは妻がつらくなりすぎないバランスで

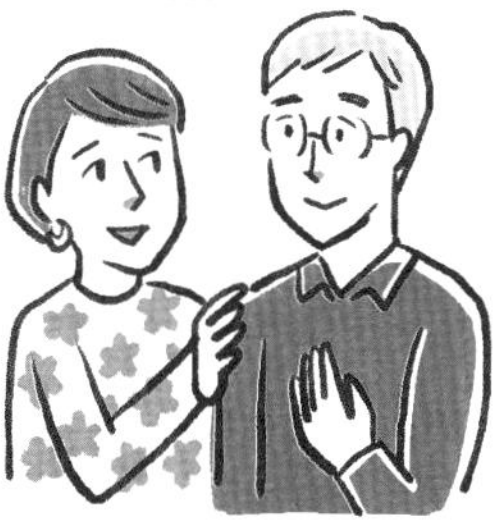

これって何？

うつ病と聴覚過敏

うつ病ではセロトニンの分泌低下や心の防衛反応により感覚が過敏になるため、聴覚過敏の症状が出やすくなることが知られている。なるべく静かな環境を作るように心がけよう。

知りたいポイント⑳

子供たちや親などにはどう伝える？

answer

協力者になってくれそうな親には報告を。子供にはなるべく率直に話しておこう

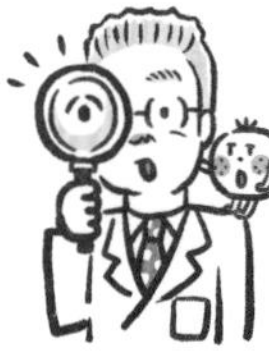

発症初期には「親戚付き合い・友人付き合い」は避けて

夫がうつ病と診断され闘病が始まると、どこまで周囲に報告をするか悩む場合も出てくるでしょう。

こういった報告は、**仕事や生活の維持のために必要な人にだけ伝**

え、**それ以外の人には伝えない、会わない**というのを基本にしておきましょう。うつ病のときは、人と会うことにとてもエネルギーを使い、疲れてしまうため、本人の負担となり、それに対処する妻も疲弊することになってしまいます。

●両親……例えば子育てや家事のサポートなど、頼れる場合には報告を。ただし、高齢者の場合にはメンタルヘルスの疾患に対し理解がない場合も。声かけのNG事項などを伝え、本人にストレスを与えないように気をつけること。たとえ義父母であっても治療への口出しは無用。本人への接触はなるべく少なくしておくほうがベター

●親戚・友人……うつ病の急性期・亜急性期の場合、冠婚葬祭などへの出席や「親戚付き合い」は本人にとって大きな負担となるため、妻からシャットアウトを。心配した親戚や友人が良かれと

みんなの声
●友人レベルには病名を正直に言わなくてもいいと思う。逆に子供たちには言ったことでいい結果になった気がする

みんなの声
●子供が不安にならないためにはどんな声かけをすればいい？

思って連絡してきてそれが焦りを生んだり、症状や関係が悪化してしまうことも。伝える理由がない人には、うつ病であることは言わなくてよい

●職場……うわさのタネになってしまったり、復職後に居心地が悪くなることもあり得るため、病気のことを話すのは直属の上司や人事関係者など、最低限の必要な人にとどめる

子供には、年齢を考慮しながら説明を

もしも本人の両親など身近に過干渉な人がいる場合は、主治医からその人たちに対処を説明してもらうという方法も。スムーズな治療のためにも、なるべく妻が回復の妨げとなるものを排除していくことが大切です。

みんなの声
●症状が重かったとき、うまく説明できず、不安な気持ちにさせてしまったことを夫も私も後悔しています

家庭内を「休養の場」にするためには、子供たちの理解も必要です。しかし、年齢によってはなかなか理解は難しいもの。かといって、説明をしないままでは子供たちも戸惑ってしまいます。

小学校の高学年、5〜6年生以上であれば「うつ病がどんなものか」というのは理解できる年齢になります。父親がどういう状況なのか、きちんと話してあげましょう。

それより小さいお子さんの場合は、父親が家にいると一緒に遊べると思ってしまうもの。休職すると必然的に家庭内で過ごす時間も増えますが、子供たちの面倒を見ることで余計に疲れてしまう……というケースも考えられます。子供の反応や理解の程度を見ながら、「お父さん、ちょっと体調を崩しているから、今お休みしているの。だからそっとしておいてあげようね」などと母親から声をかけ、なるべく夫が家庭内で休めるように工夫をしていきましょう。

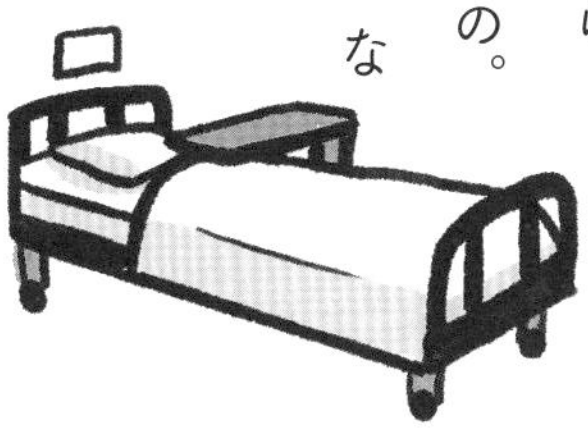

まとめ

第2章

病院選びから日常のケアまで家族でできる治療サポート

- 医師と「合わないかも」と思ったら医師、病院の変更を検討する。セカンドオピニオンも遠慮しなくてOK
- 薬はまずは2週間飲んでみて、副作用がきつい場合は主治医に相談を
- 「薬が合わないかも」と思っても自己判断での断薬は絶対にダメ！
- カウンセリングを受けたいと思ったら、まずは主治医に相談してみよう
- うつ病の患者に「叱咤激励」は絶対にNG
- 重症化すると「希死念慮」や「妄想」が出てくることも
- 回復期には本人が望む場合は少しずつ外出を。しかし無理は禁物！

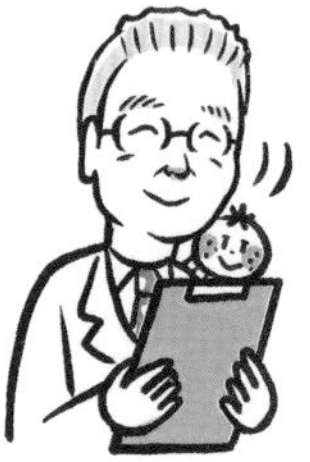

第3章

社会生活が難しくなった場合、家族ができることとは？

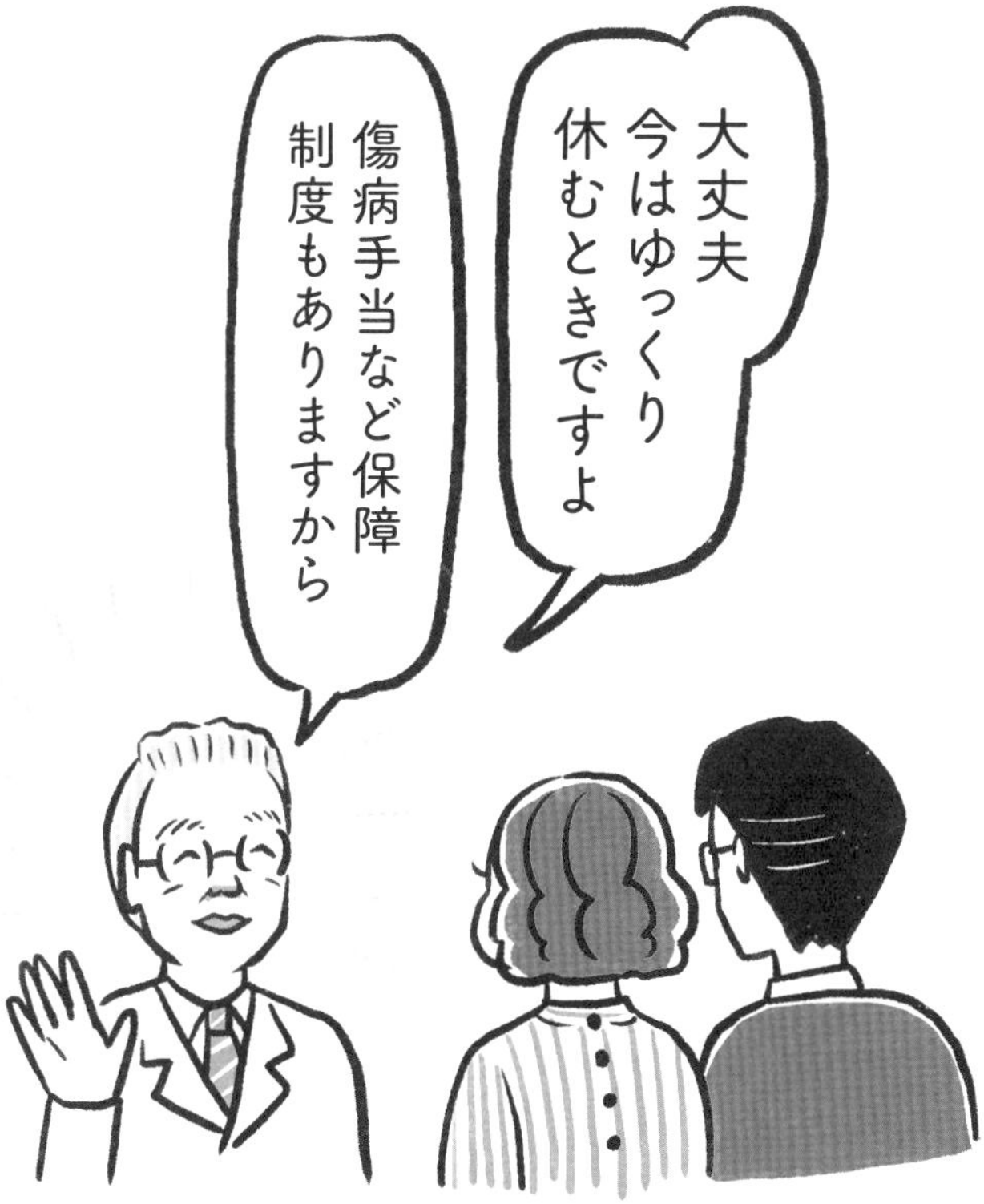

知りたいポイント㉑

まず「休む」ためにはどうしたらいい？

answer

労働環境の改善を申し出る、有休を使うなどの方法を経て難しければ休職の手続きを

休職手続きやプロセスは妻も把握しておこう

うつ病に必要な対処のひとつである「休養」。会社員である場合は、休職などの適切な手続きが必要となります。

自覚症状が出てきた場合は、まずは有給休暇などを利用して休暇を取るのが第一歩。**同時に、うつ病が発症している原因の解決方法**

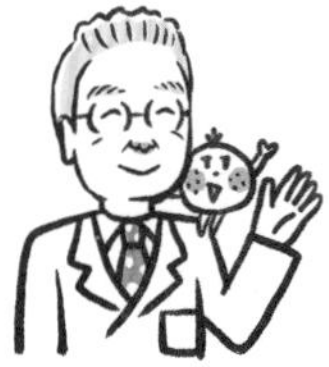

みんなの声
●休職することになったらまずどこに相談すればいい?

を探ります。職場環境が原因なら異動や働き方の調整などを会社側に交渉していきます。長時間労働を強いられていたり、本人の適性に合っていないような仕事内容だったり、そういった環境で本人がつらいと思っていたら、それを上司や人事部などに伝え、労働環境を変えることを試みます。受診をしている場合は、主治医から会社や会社の産業医に伝えてもらうという方法もあります。

原因が不明だったり、原因の解消が難しく、症状が悪化する場合には、休職の手続きをして会社を休むというプロセスへ。ただし、うつ病を発症している当人は判断能力が落ちていたり、事務手続きが困難な場合も。夫が今どういう状況で、何の手続きが必要か、なるべく妻も把握し、サポートできるように備えましょう。

これって何?
休職と休業の違い
休職は傷病など「従業員の自己都合による休暇」なのに対し、休業は会社都合、あるいは公的な制度による休み。うつ病で会社を休む場合は「休職」となる。

知りたいポイント㉒

休職の前に調べておくことは？

answer

会社の就業規則をきちんと確認しておこう

休職にあたり、規則や制度について把握できるようサポートを

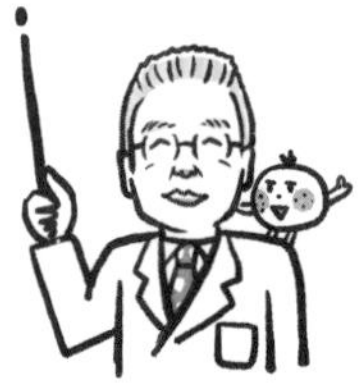

休職を申し出る前に、まずは夫が勤務している会社の就業規則を調べ、使える制度などを妻も知っておきましょう。後にトラブルにならないよう、最新の就業規則を参照することが大切です。

みんなの声
●私が職を持っていることで夫に休んでもらうことができたし、自分自身を保つことができた気がする

就業規則で確認しておくべき項目は

●休職を認める条件
●休職期間
●休職中の給与
●休職中に従業員が負担する社会保険料
●休職中の従業員と企業との連絡などのやり取りについて
●復職する場合、または復職できない場合の手続き

また、うつ病の回復には時間がかかるもの。P116の「リワークプログラム」などが利用できるかも、確認しておくといいでしょう。

休職中に勤務先とやり取りすることは、本人には大きなストレスとなるもの。もし連絡が滞っている様子が見られるなど問題が起きそうな場合は、妻が連絡を代行できるか夫の勤務先に問い合わせるなど、窓口となることも考えておきましょう。


これって何？

復職までの期間は？

一般的に、うつ病による休職期間は個人差はあるものの、軽症では約1カ月、中等症では約3カ月、重症の場合は約1年が目安と言われている。

みんなの声
●就業規則、今まで読んだことはなかったけれど、休職前に確認しておいてよかったです

「労災」と認められそうなら早めに記録収集を

うつ病の発症原因が業務によるものだと認められた場合、「労災」として認定されることもあります。そうなった場合、労災保険から療養費の給付を受けることができるようになるので、治療費の負担がなくなり、国から休業（補償）給付を受け取ることができます。金額は休業開始4日目以降について給付基礎日額の60％相当額の支給が労災保険から、また特別支給金として給付基礎日額の20％相当額の給付があり、合計で給付基礎日額の80％が支給されることになります。ただしこの労災保険と特別支給金は、前者は被保険者への損害賠償が支払われる場合には、二重の補てんとなるため、相殺される可能性があり、後者は福祉的な性格が強いため、相殺されないという違いがあります。

ただし、**うつ病を含めた精神障害が「労災」として認定されるの**

これって何？
給付基礎日額
原則として、労働基準法で定められた平均賃金に相当する額のこと。直近3ヶ月間に支払われた金額の総額を、その期間の歴日数で割った、一日当たりの賃金額。

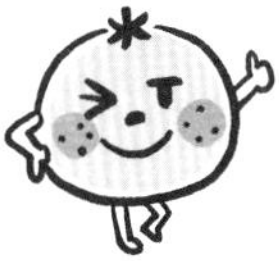

みんなの声

●安心して休むためにもお金は大事だなと思いました。預貯金があれば転職も選択肢になる

には、さまざまな条件が必要となります。実際、左ページのグラフからもわかるように、2022年度の請求件数2683件に対し、認定された件数は710件と、精神障害での認定率は約26・5%となっています。

精神障害に関する労災請求件数は年々増加しており、2023年9月には厚生労働省が「心理的負荷による精神障害の認定基準」を改正しました。今後うつ病が労災として認定されやすくなる可能性があります。仕事が原因の可能性があるときは、まずは弁護士に相談をしてみましょう。

精神障害の労災申請と支給件数の推移
厚生労働省まとめ

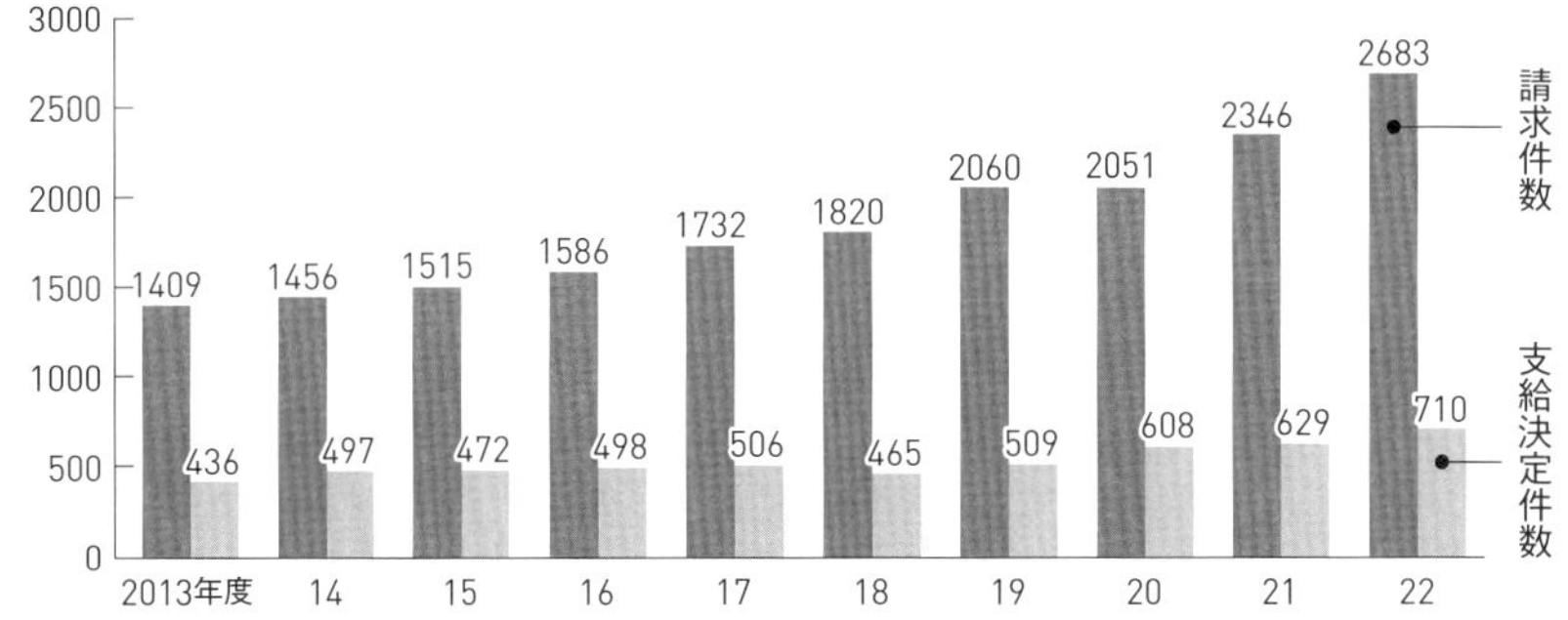

これって何？

うつ病と労災認定

うつ病などの精神障害が労災として認定されるためには「その発病が私生活ではなく、仕事による強いストレスによるものと判断できる場合」に限られる。

知りたいポイント㉓

休職中、退職後に使える社会制度は？

answer

傷病手当金をはじめ、さまざまな支援制度があります

経済的不安を和らげる支援制度を利用しよう

仕事を休職、もしくは退職するとき、誰もが不安になるのが「休んでいる間の生活費はどうすればいいのか」ということ。どういった状況で休むのか次第で、支援制度の選択肢はさまざまです。どんなものがあるか知り、適切なものを利用しましょう。

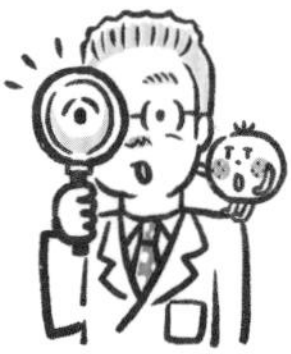

みんなの声
●夫には会社を休んでほしいけど、私が専業主婦なので正直なところ収入が不安です

【収入や生活を保障する制度】
休職する場合
●傷病手当金……会社員や公務員などで健康保険に加入している場合に支給。条件として「業務上以外のことがきっかけでうつ病を発症した」「うつ病の発症により働くことができない」「連続する3日を含む4日以上仕事ができない」「休業期間中の給与が支払われない」などを満たす場合、「支給開始日以前の12カ月の各月の標準報酬月額を平均した額」を30日で割った金額の3分の2が1日当たりの金額として受給できる。
申請手順は勤務先に休業を申し出たのち、事業主から渡される「健康保険傷病手当金支給申請書」に被保険者と医師、事業主それぞれが記入。添付書類が必要な場合はそれらと併せて、事業主もしくは被保険者が加入している健康保険組合などに提出するという流れに。

これって何？
健康保険傷病手当金支給申請書
傷病手当金の受給申請に必要な書類。書類は加入している健康保険組合などの公式サイトからダウンロードができることも。

みんなの声

●休職したときの金銭的な支援制度自体知らなかった。知っていれば、がんばりすぎないで早目に休むことができたかなと思う

退職する場合

●生活保護……退職する場合、世帯収入が厚生労働大臣の定める保護基準に基づいて計算した最低生活費に満たなかったり、妻などが働いていても同居する家族と合算した世帯収入が最低生活費を下回る場合は、保護対象として認められる。金額は居住地と扶助の種類、家族構成により変動し、例えば40代夫婦と子供2人の世帯であれば、生活扶助（生活費）として月額約15万〜18万円が支給される。

●障害年金……症状が重く、労働や生活に支障があると認められ、うつ病により通院を始めた初診時に国民年金もしくは厚生年金の被保険者だった場合は、障害年金が受給できるケースも。等級認定など条件があり、詳しくは最寄りの年金事務所か役所へ問い合わせを。

これって何？

生活保護の扶助の種類

生活保護の種類は、生活扶助、教育扶助、住宅扶助、医療扶助、介護扶助、出産扶助、生業扶助及び葬祭扶助の8種類。要保護者の必要に応じ、単独で、もしくは組み合わせて支給される。

みんなの声
●休職中は前年の収入で社会保険料や住民税を納めなくてはいけないので注意して！ 預金を取り崩して払いましたが大変でした

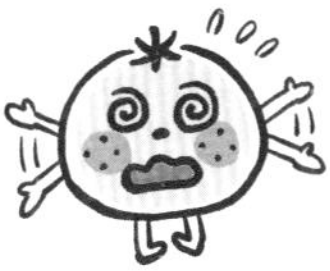

【医療費を助成する制度】

●**自立支援医療制度**……精神疾患の医療費を公費で負担してくれる制度。詳しくはP114参照。

●**高額療養費制度**……同一月（1日から月末まで）にかかった医療費の自己負担額が高額になった場合、一定の金額（自己負担限度額）を超えた分が、あとで払い戻される制度。加入している健康保険組合に申請をすれば高額療養費限度額適用認定証が貰えるので、病院の窓口にそれを提出（支払い後でも申請可能）。それぞれの収入により自己負担額は変わり、例えば年収約370万～約770万円の場合、8万100円＋（※総医療費－26万7000円）×1%を引いた金額を支払う計算に。
※公的医療保険制度適用前の医療費（10割負担分）

●**重度心身障害者医療費助成制度**……心身に重度の障害がある人に対して医療費の助成を行う制度。後期高齢者でない場合は精神障害者保健福祉手帳の交付を受けていることが条件に。

これって何？

高額療養費制度と自己負担金

例えば精神科救急病棟に1カ月入院した場合の医療費は約106万円。年収370万～770万円の人が高額療養費制度を使用した場合、自己負担額は11万2763円となる。

知りたいポイント㉔

「自立支援医療制度」について知りたい

answer

精神疾患の治療にかかる医療費の自己負担額を軽減する制度です

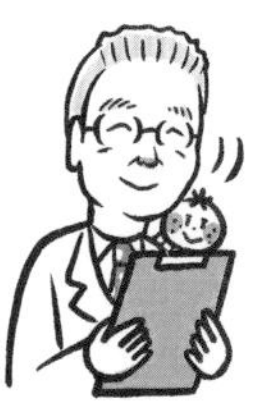

通常3割の自己負担額が原則1割負担に

自立支援医療（精神通院医療）制度は、精神疾患の治療にかかる医療費を軽減する公費負担医療制度です。入っている健康保険の種類を問わず利用することができるので、会社員など健康保険組合加

みんなの声
●治療が長期化すると医療費が心配になる

入者も、自営業など国民健康保険加入者も、世帯所得の条件を満たしていれば利用できます。

基本的には居住している市区町村への申請となります。ただし誰でも受給できるわけではなく、「継続した治療が必要な疾患」と医師が判断し、自治体が認めた場合に受けることができます。**通常の医療費が原則3割負担なのに対し、自立支援医療を利用すると原則1割負担となります。**

自立支援医療の対象となるのは「外来での診察」や「投薬」、デイケア、訪問看護など。入院したときの医療費や、カウンセリングなどの自費診療、うつ病など認定された精神疾患以外の病気やケガの治療費は自立支援医療制度の対象外です。また、世帯の所得や病状によって月ごとの負担上限額が決まっています。日常生活が困難な状況にある場合は、主治医に相談してみましょう。

これって何？
自立支援医療制度の所得制限
原則として、一定所得以上（市区町村民税課税世帯で所得割課税額が年23万5000円以上）は公費負担の対象外となる。

知りたいポイント㉕

「リワークプログラム」について教えてほしい

answer

スムーズな職場復帰を可能にし、再発を防ぐプログラム。近年取り入れる企業が増えています

復職後の再休職を予防する「リワークプログラム」

リワークとは「return to work」の略語。うつ病や適応障害などのメンタルヘルス疾患が原因で休職している労働者に対し、職場復帰に向けたリハビリテーションを実施するプログラムです。復職支援プロ

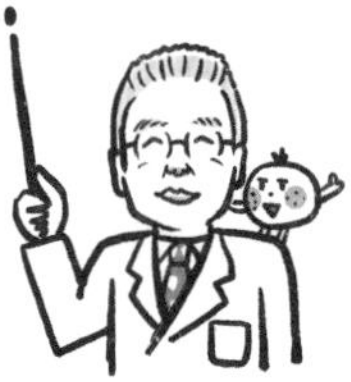

みんなの声

●いきなり職場復帰は不安だと思うので、できれば「リワークプログラム」を利用させたい。どんなものがあるの?

グラムや職場復帰支援プログラムともいいます。

うつ病の回復期は長期間に渡り、再発率も高いため、「もう大丈夫」と思い、以前と同じ条件で復職したら結果的に無理をしてしまい、再燃・再発してしまう……ということが非常に多くなっています。統計では、**復職者の約半数が5年以内に再び休職してしまっている**、というデータも。それを防ぐのがこの「リワークプログラム」で、近年復職の条件としてリワークプログラムの受講とその成果報告などを課する企業も増えています。

メンタルヘルス不調者の累積再病率

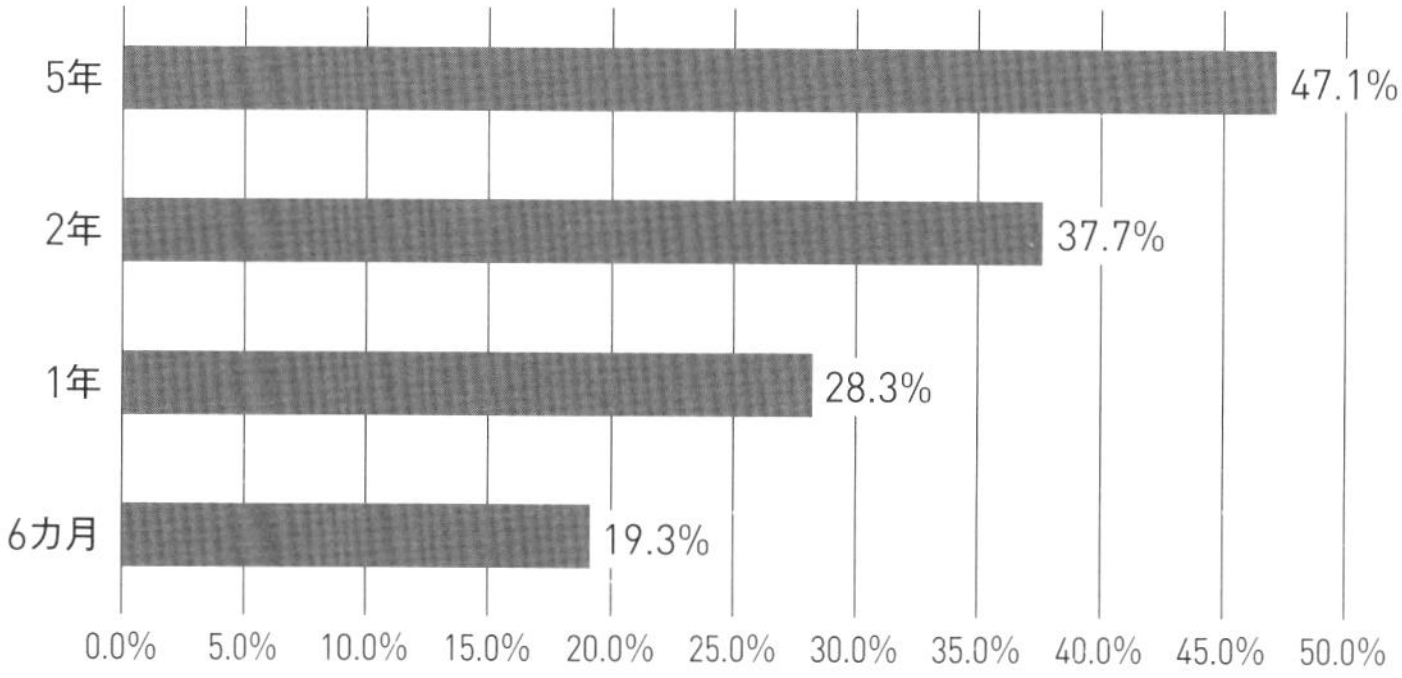

厚生労働省「主治医と産業医の連携に関する有効な手法の提案に関する研究」(2017年)より

みんなの声
●夫が休職から復帰したときは、体力や集中力がかなり落ちていたのが本人もつらかったらしく、すぐにまた休職してしまいました

リワーク実施機関は大きく3種類

リワークプログラムの実施機関は3つに分かれ、それぞれに目的が違います。例えば「医療リワーク」の場合は「再発の防止」が主目的となるので治療を行いますが、「職リハリワーク」や「職場リワーク」では治療は行わず、「職場に復帰できるか、適応できるか」を目標としています。それぞれの特徴を知り、必要なのはどのプログラムかを把握しましょう。

この3つのどれを利用する場合も、主治医の診断が必要となります。どのプログラムを選択すれば良いか判断に困る場合は、まずは主治医に相談をしてみましょう。

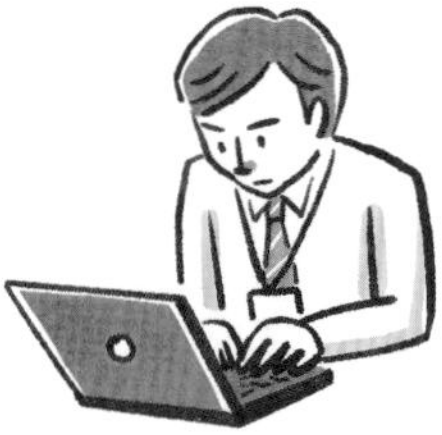

名前	実施期間・担当スタッフ・費用	目的と内容、期間
医療リワーク	実施：医療機関 担当スタッフ：医師、看護師、精神保健福祉士、作業療法士、心理職など 費用：健康保険制度、自立支援医療制度を使用（一部自己負担）	精神科で再発、再休職予防を目的とした復職支援に特化したプログラムが実施される。病状の回復や、安定のための治療が中心で、精神科デイケア、精神科ショートケア、精神科デイ・ナイトケア、精神科作業療法、通院集団精神療法などが行われる。4〜6カ月月間が目安
職リハリワーク	実施：独立行政法人 高齢・障害・求職支援機構 担当スタッフ：カウンセラーなど 費用：無料（公務員は利用不可）	各県に1カ所以上設置されている地域障害者職業センターが実施。休職中の本人・雇用主・主治医の3者が連携し、職場復帰を目的としてリハビリテーションを進めていく（治療はなし）。12〜16週のリハビリテーションが行われる
職場リワーク	実施：企業 担当スタッフ：産業医など 費用：企業負担	企業内で行われる復職支援のためのプログラムで、復帰の許可が下りた社員が実際に働けるかどうかを見極めるために行われる。厚労省の推奨する「職場復帰支援プログラム」や、「EAP（従業員支援プログラム）サービス」などを利用する企業により異なる。4〜8週間のことが多い

これって何？

職場復帰支援プログラム

厚生労働省が発行している「心の健康問題により休業した労働者の職場復帰支援の手引き」に記載されている基本的なステップに沿って行われる、休職した労働者を職場復帰させるためのプログラム。

みんなの声
●勤務時間の調整も大事だけど、仕事の内容を同時進行で見直していくことが大切だと思う

リワークプログラムで行われる作業にはさまざまなものがあります。例えば職リハリワークで行う、復職を想定して実際の仕事と似たような作業を行うプログラムでは、デスクで文章や数字を扱ったり、業務で使うような資料を作ってみたりして、集中力や注意能力の回復を目指します。うつ病により体力や集中力が低下している体には、「**毎日同じ場所に通う**」「**椅子に座って作業を行う**」**というのもなかなか難しい**もの。業務と同等の生活に体を慣らしていくことで、職場復帰を一歩ずつ叶えていくのがリワークプログラムの役割です。

また、自己理解やストレス回避のプログラムでは自分がどんな状況でストレスを感じ、どのような感情に陥るのかを理解し、思考のクセやパターンを知り、自分に合ったストレス対処法を身につけます。

医療リワークでは体力や運動機能回復、ストレス解消のため、ストレッチやヨガ、簡単なスポーツレクリエーションを行う場合もあります。

みんなの声

● ずっと家にいた人が毎日通勤するだけでもかなり体力を使うと思う。週5じゃなくて週2～3日出勤とかできればいいなと思いました

近年増えている「リハビリ勤務制度」とは？

職場リワークの一環として、「リハビリ勤務制度（試し出勤制度）」を取り入れる企業も増えてきています。

これは、うつ病などで休職した社員が復職する際、段階を踏んで通常業務に戻す制度です。例えば下の図のように、段階的に職場復帰を目指していきます。

勤務時間の短縮だけではなく、業務内容を負荷の少ない作業に限定しながら、通常業務に戻れる状態であるかを見極める方式をとっている企業もあります。

これらの制度は法律で導入を決められているものではありませんので、休職時に会社に制度があるか確認しておきましょう。リハビリ勤務時の給与などの処遇や期間などを事前に把握しておくことも重要です。

リハビリ勤務の例

	その後	次の2週間	最初の2週間
午前	3時間	3時間	3時間
午後	3時間	2時間	

← このように時間をかけて、段階的に職場復帰していくのが**「リハビリ勤務制度」**

知りたいポイント㉖

「早期退職」という選択肢を取る場合に、注意することは？

answer

失業保険の期間、社会保険、再就職など、退職後のプランを考えてから決断を

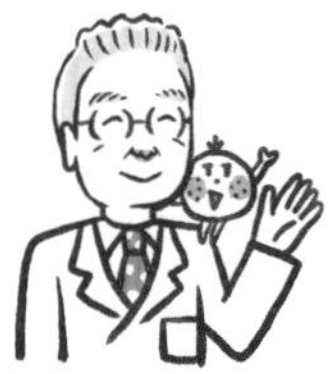

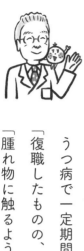

退職勧奨を受け入れ、しっかり治すという選択肢も

うつ病で一定期間休職後、その後に職場復帰をしても、「復職したものの、閑職に追いやられた」「周囲の目が気になる」「腫れ物に触るように扱われる」

みんなの声

●長く休んでいると、会社をクビにならないか心配になってしまう

というケースも少なくありません。

休職ではなく退職し、うつ病をしっかり治してから転職という形で再就職をしたい場合や、会社側から「退職金を割り増しする」という形で退職を勧められた場合は、退職勧奨を受け入れるのも選択肢のひとつとなります。うつ病が原因で退職勧奨を受け入れ、再就職の意思がある場合は、退職後にハローワークで失業保険の手続きをする際に「特定受給資格者」として扱われると、2カ月間の給付制限がなく、失業保険の所定給付日数も増えるというメリットもあります。

また、企業によっては60歳・65歳の定年よりも前に退職希望者を募る「早期退職優遇制度」が用意されていることも。こちらを利用するという方法もありますが、失業保険を受ける際には退職勧奨と違い「特定受給資格者」とはならないので注意が必要です。

これって何?

特定受給資格者

「解雇」等により離職した者は「特定受給資格者」となり、一般の失業者に比べて「基本手当の受給条件が緩和される」「受給日数が優遇される」「受給制限がない」などのメリットがある。

前提として「うつ病を理由に退職を強制されることはない」

うつ病で休職したからと言って必ずしも「退職勧奨を受け入れなければならない」わけではありません。うつ病になった原因が会社にある場合や、休職期間満了前に本人の意思、医師の診断ともに復職可能であれば、解雇できません。企業側が解雇できる条件としては、

●対象社員のうつ病治療が3年以上続いている場合は、平均賃金の1200日分を補償として支払うことで解雇可能

●就業規則で認められた休職期間が満了しても会社に復帰できない場合は解雇可能

この2つとなります。それ以外の場合、もしも**うつ病での休職を理由に退職を強制されそうな場合は、不当解雇に該当する可能性もあるので、最寄りの労働基準監督署や弁護士などに相談**しましょう。

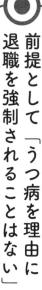

みんなの声

●いっそのこと退職してもらったほうが本人のためにいいかなと思うけど、再就職できるかも不安

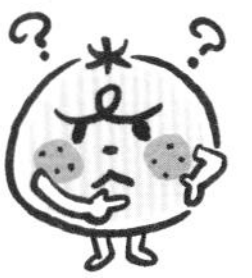

退職前には社会保険手続きなどを要確認

退職する場合、事前に確認しておきたいのはこれらのことです。

●うつ病の原因が勤務状況だった場合、労災認定されるかどうか
●離職票に記載される退職理由は、会社都合か自己都合か
●健康保険・厚生年金などの手続き

労災認定された場合は、退職後でも休業（補償）給付を受けることができます。ただし、その場合は失業給付を受けることはできません。

健康保険は、国民健康保険に加入するか、同居家族の扶養となるか、勤務していた会社の健康保険を任意継続するかの選択ができます。任意継続の場合は2年間という期限がありますが、退職後1年間は任意継続としておいたほうが国民健康保険よりも金額が安くなることが多いようです。

これって何？

雇用保険被保険者離職票

退職者が再就職や起業するまでの間に受けられる、失業給付の手続きに必要な書類。ハローワークが発行し会社が退職者に渡すのが一般的。

知りたいポイント㉗

回復や再発を繰り返し長年経つ場合は、どうしたらいい？

answer

セカンドオピニオンを受けるなど、別の治療も試してみて

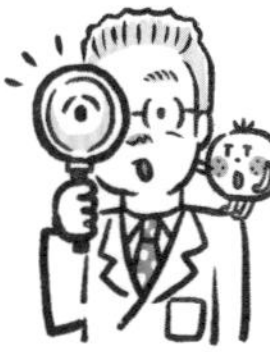

状況によっては「別の治療」も選択肢に

「夫がうつ病を発症したあと、良くなったり再発して休職したりを長いこと繰り返している……どうしたらいい？」

こういう悩みを抱えるご家庭は少なくありません。

そうなった場合の選択肢としては「治療法を変えてみる」というのもひとつの方法です。例えばこういった選択肢が考えられます。

みんなの声
●長いこと休職と復職を繰り返すので、いつまでこれが続くのか……

●電気けいれん療法・反復磁気刺激療法（rTMS）を試してみる
P29でもお話ししたように、近年では難治性のうつ病に対し、通電療法（修正型電気けいれん療法）や反復磁気刺激療法（rTMS）などで効果を上げているケースも見られます。通電療法は昔は「電気ショック療法」と呼ばれ、抵抗がある人も多いかもしれませんが、特に高齢者の難治性うつや重度のうつ病に関しては治療の有効性が認められています。

●鍼灸治療や漢方などの東洋医学を試してみる……現在、うつ病の治療における鍼灸治療の効果に関して研究が進んでいます。ま

これって何？
うつ病と東洋医学
近年はうつ病の治療として抗うつ剤だけでなく、漢方や鍼灸治療を用いた治療法も注目されている。まだこれらの研究は日本では始まったばかりだが、治療が長引いている場合は選択肢に入れるのも方法のひとつ。

た、クリニックによっては漢方等を処方してくれるところも。薬の飲み合わせなどもあるため、自己判断せずに主治医に相談してから取り入れてみましょう。

●**セカンドオピニオンを受けてみる**……メンタルヘルスの治療は基本的には決まった医師に長年見てもらうことが多いですが、中には今飲んでいる薬や治療法が合っていない、というケースも。長期間にわたり再発を繰り返す場合は、セカンドオピニオンを改めて考えてみましょう。

医療の世界は日進月歩。うつ病の治療と薬も、日々進化しています。しかし、長年信頼している医師のもとに通い続けると「薬や治療法を変えたい」ということが言い出しづらくなってしまうことも。メンタルヘルス疾患の場合は通院が長年にわたるため、そういったケースが多くなっています。

家族の立場からも、うつ病に対して今どんな治療法があるのか、どんな薬が出ているかなどの情報を積極的に集め、気になった場合は主治医に相談してみましょう。

みんなの声

●ずっと同じ薬をもらい続けていたけど気がついたら薬の選択肢が増えていたみたいで、もっと早く医師に相談すればよかった

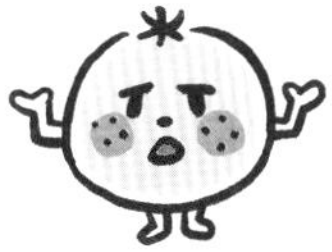

再発を引き起こす「勝手な断薬」を防ごう

うつ病の再発原因のひとつには、「自己判断での減薬・断薬」があります。「こころと眠りのクリニック成増」院長の澤田法英氏が2017年にうつ病患者を対象に行った調査研究によると、約3割がうつ病治療・通院を自己判断で中止した経験があるというデータが。

再発を繰り返さないためにも、家族の立場から服薬をさり気なくチェックするなど、服薬をサポートしていきましょう。

知りたいポイント㉘

うつ病は「治る」ものですか？

answer

うつ病は再発率が高い病気。その覚悟を持ちつつ、「予防」も心がけて。

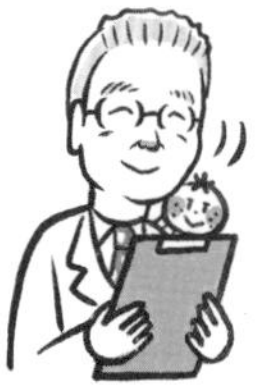

うつ病は「再発しやすい」のが最大の特徴

「うつ病になっても、回復期を越えて再発しなければ大丈夫なのでは？」

最初にうつ病を発症すると、本人も家族もそう思いたいもの。しかし、うつ病は一度症状が回復しても、約60％が再発するというと

みんなの声
●家庭での様子だけでは気づかず対処が遅れてしまった。なるべく早く気づいてあげることが重要だと思う

いうデータがあります。また、**うつ病に2回かかった方は約70％、3回かかった方は約90％と、再発を繰り返すごとに再発率が高まるという特徴も。**（厚生労働省「地域におけるうつ対策検討会報告書」2004年）。

そのため、一度回復したあとになるべく再発しないよう、環境調整やカウンセリングなどで「思考のクセ」をなくすなど「再発予防」していくことが重要になります。

回復期は2〜3年と言われ、そのうち服薬が必要なのは一般的には20カ月以上。日本には春夏秋冬の四季があり、それぞれに気候が違うので、薬がきちんと効いてそれぞれの気候に適応できるか、少なくとも2年近くは見守っていきましょう。

長期のため不安になる人もいるかもしれませんが、初めてうつ病にかかった場合は、絶対に自己判断で減薬・断薬などをせず、きちんと治していきましょう。

これって何？
再発する場合の目安は？
統計では、うつ病の再発率は治療終了後1年で約30%、5年以内で約50%という結果※1が。少なくとも5年間は、夫の様子に注意しておこう。 ※1厚生労働省「主治医と産業医の連携に関する有効な手法の提案に関する研究」（2017年）より

まとめ

第3章

社会生活が難しくなった場合、家族ができることとは？

- 休職前に会社の就業規則をチェック。
できれば妻も把握しておこう

- 休職中や退職後は社会保障制度を利用しよう。
手続きは妻もサポートを

- 「リワークプログラム」を利用して段階的に復職を目指そう

- メリットがあれば早期退職も選択肢に

- うつ病は「再発するもの」と心得て。
もし再発しても悲観しすぎないこと

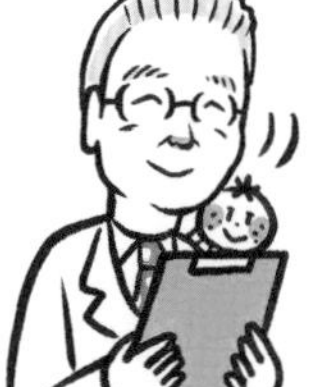

第4章

サポートを続けるために、妻や家族が心がけること

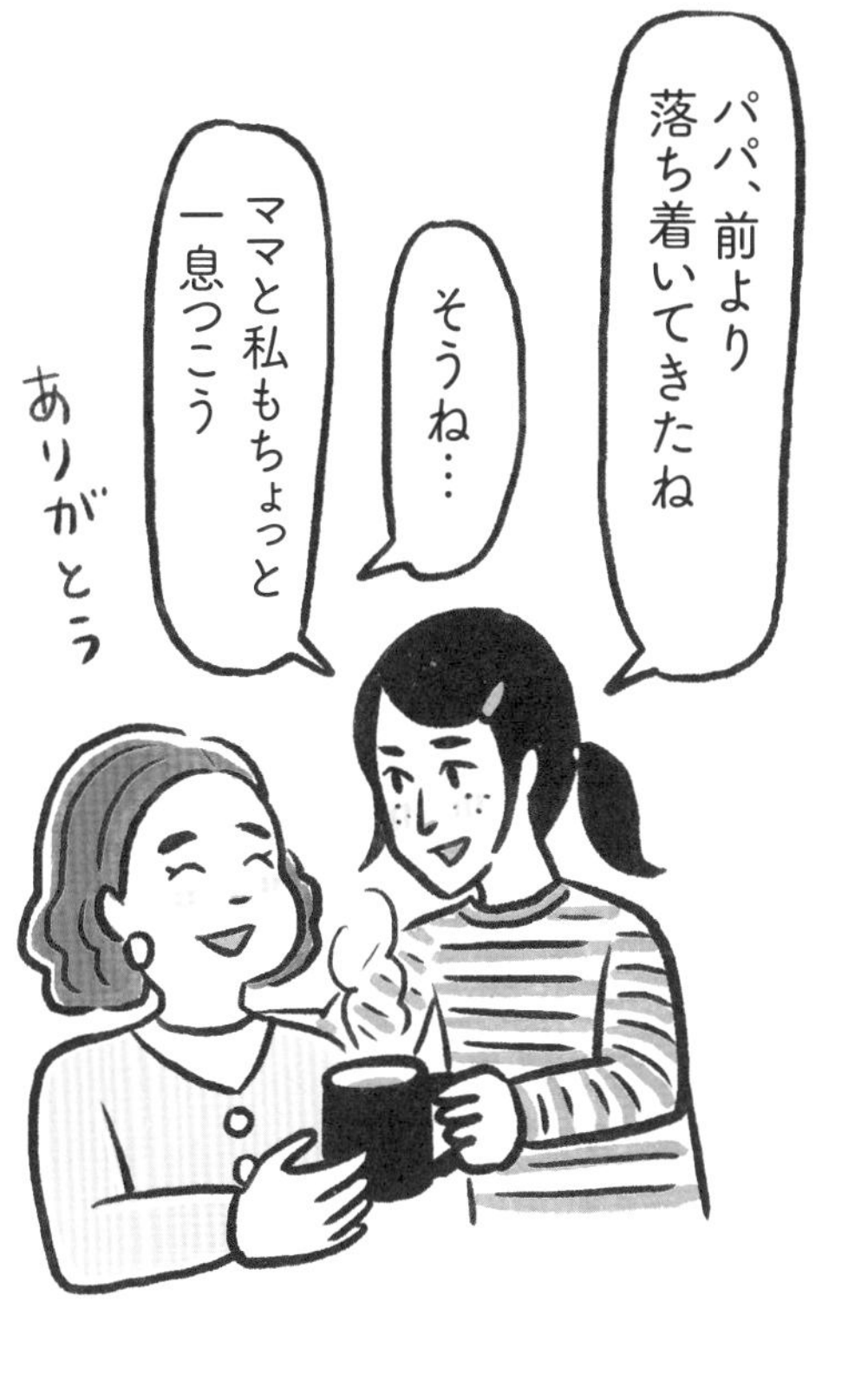

パパ、前より落ち着いてきたね
そうね…
ママと私もちょっと一息つこう
ありがとう

知りたいポイント㉙

「夫を妻が支える」のは当然？

answer

「自分がなんとかしなければ」と思いつめず周囲に助けを求めよう

夫がうつ病になると、妻の負担は増える一方

夫がうつ病になると、妻は「私が支えないと」と思ってしまうでしょう。治療をスムーズに進めるためには、妻のサポートが大切になります。それまでは分担していたとしても、家事や育児は妻がメインに。場合によっては家計の負担を背負わなくてはならないことも。同時

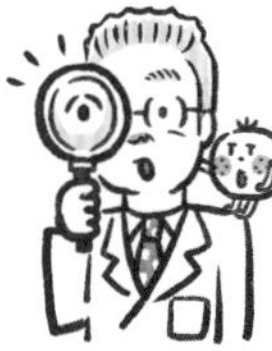

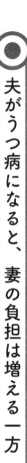

みんなの声

●正直、夫のせいで自分がおかしくなってしまいそうだった。そうならない方法を知っておきたかった

に、休職などの手続きができているか、通院や服薬を主治医の指示どおり行えているかにも気を配り、サポートするという役割も負うので、負担はどうしても大きくなります。

また、うつ病で休養している夫は自宅にずっといるわけですから、必然的にこれまでよりも顔を合わせる時間が長くなることに。しかしイライラしても夫を責めたり、家事や育児の分担をお願いすることはできません。休むために自宅にいるのに、家事や育児を分担することで負担がかかり、うつ病が悪化する……というケースも多々あります。

そのため、妻のストレスと閉塞感がつのり、精神的に追い込まれてしまう場合も。また「**私が支えなければ**」と**過度に思い込むあまり、夫との「共依存関係」に陥る可能性も**あります。

夫とも適度に距離を保ち、「良き理解者」でいる。自分がつらくなってしまわないよう、このことを心がけましょう。

これって何?

共依存関係

共依存とは「特定の相手との関係に依存しすぎる状態」のこと。夫の世話をすることに、過度に自分の存在価値を見いだしてしまうと、自分自身を見失ってしまったり、危険な状況となってしまう可能性がある。

みんなの声
●ずっと家にいられると、相手をしなければいけないから、それもしんどかったです

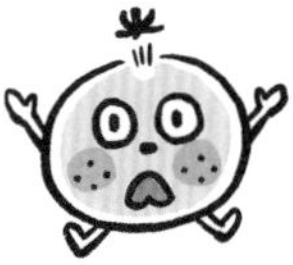

思いつめず、頼れる人には助けを求めよう

これまで家事や育児を分担していたり、自分で完璧にこなさないと気が済まないタイプの妻にとっては、今までどおりできない闘病生活はつらいものになってしまうかもしれません。

難しいかもしれませんが、**夫がうつ病になった場合は「家事や育児を完璧にこなさなくてはいけない」という思いを捨てましょう。**外部の家事サポートや両親・義両親などの助けを借り、なるべく自分を追い込まず、負担を分散する方法を考えて実践しましょう。

共倒れを防ぐためには「入院」も選択肢に

うつ病の治療の場合、重症になると入院も視野に入れることになります。精神科への入院ということで、がんばって支えようとする

みんなの声

●夫を支えてあげなければと思うけれど、正直自分一人でどこまでできるか自信がありません……

妻としては抵抗感、罪悪感があるかもしれません。

しかし「一緒にがんばってきたけれど、もう無理かもしれない」と思ってしまった場合は、「自分と家族を守るため」にも入院という選択肢を主治医に相談しても良いのではないでしょうか。

夫は病院で治療をし、妻は自宅で少しでも自分の時間を取り戻す。夫との距離を取り、ケアを病院という「プロ」に任せることで精神的にも余裕ができ、家庭の状況や夫婦関係が改善していく……というケースもあるようです。

何度も繰り返し述べましたが、うつ病の治療は長期戦となります。改めて伴走する態勢を整えるためにも、入院治療という選択肢は良い結果を生むかもしれません。

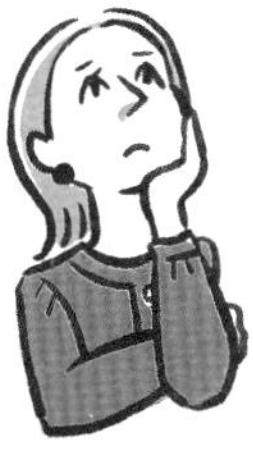

これって何?

うつ病と入院日数

うつ病などの「気分（感情）障害」で入院する場合、平均入院日数は女性34.9日、男性42.4日というデータが。また全年代での男性有病者で入院する人のうち、50代が全体の35.7%を占め、一番多い。（健康保険組合連合会2020年メンタル系疾患に関するレポートより）

知りたいポイント㉚

夫が闘病中、家事や育児のサポートはどうする？

answer

家事代行や親の援助、自治体の子育て支援など頼れるものを探してみよう

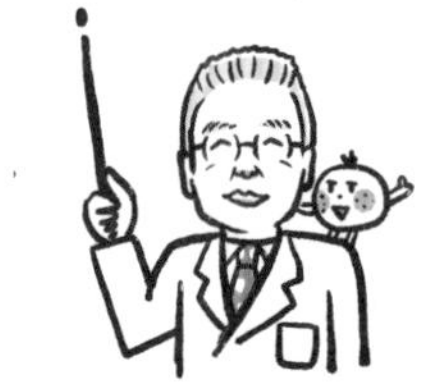

分担していた家事育児が突然ワンオペに！どう対処する？

共働きだったり、子育て中の家庭で夫がうつ病を発症した場合、これまで分担していた家事や育児が分担できず、妻の大きな負担と

みんなの声
●家にいるとどうしても子供たちと接することになるので、少し疲れていそうで気になる

なってしまいます。しかし夫は自宅で療養中のため、負担する家事は増えるのに夫には頼めないというジレンマに。

そうならないためにも、多少金銭的には出費が増えても「頼れるものはなんでも頼る」というスタンスで、さまざまなサービスや支援を探してみましょう。例えばこんなものが利用できます。

●家事代行……1時間2500～3000円、2時間から頼むのが通例。マッチングサイトや、派遣サービスのサイトを通じて申し込む。家の掃除や料理など、担当者によって得意なジャンルがあるので「希望する支援内容」を決めた上で申し込むとスムーズ

●ベビーシッター……1時間2000～3000円が平均価格（業者や地域差により内容はさまざま）。主に子供の見守りや送迎などを頼むことができる。業者によっては家事代行を一緒に頼めるところも

これって何？
子育て支援パスポート
内閣府の提案により、各都道府県が実施する子育て支援のサービスをまとめたもので、アプリや冊子形式で発行されている。家事支援サービスが割引になるものもあるので居住自治体のものを調べてみよう。

●**ファミリーサポート**……居住地の社会福祉協議会が実施している子育て支援の相互援助の仕組み。近隣の援助会員の人とマッチングすることで、子供の見守りや習い事の送迎などをお願いすることができる。1時間800~1000円が一般的

●**シルバー人材サービス**……地域のシルバー人材センターを通して、登録している地域の高齢者に仕事を依頼できるサービス。庭の手入れなども比較的安価に頼むことができる。掃除や家事支援などを頼める人材もいるので、内容に合わせて相談を。価格は1時間1500円前後が一般的（地域差あり）

また、ベビーシッターなどは「子育て世帯は〇時間まで利用料金を助成」という支援を行っている自治体もあります。会社勤めの人は、会社の福利厚生でベビーシッター利用のクーポンを取得できる場合も。自分が使える制度がないか、一度調べてみましょう。

これって何？

企業によるベビーシッター利用支援

2023年度は「こども家庭庁ベビーシッター券」が実施され、「企業主導型ベビーシッター利用支援事業」の承認事業主となっている企業が従業員に配布することで1日（1回）対象児童1人につき4400円分の補助を受けられる仕組み。

みんなの声

●お金はかかるけど割り切って家事代行を頼むようにしたら、かなり精神的に楽になりました

ときには「親の援助」も頼ろう

妻や夫の両親が近隣に住んでいる場合は、事情を正直に話して支援をお願いするのもひとつの方法です。ただしP99でもお話ししたように病気に関する理解をしっかりお願いした上で、本人にはなるべく接触させない、治療計画に口を出さない……など、事前にきちんと取り決めをしておきましょう。

近隣に頼れる親族がなくワンオペの場合は、前述のようなサポートを頼ったり、またときには「洗濯物は宅配クリーニングサービスに頼む」「食事はお弁当や、宅配の食事サービス、ミールキットなどを活用してみる」など、なるべく自分に負担が集中しない方法を模索してみましょう。

悩みを抱えたときに、どんな相談先がある？

「夫がうつ病になって……」という悩みはなかなか人には打ち明けづらいもの。また、どうやって支援を探せばいいか、どんな制度が利用できるかなどの情報が欲しい、という方もいるでしょう。そういった場合は、まずはこれらの施設に連絡をしてみましょう。

●**保健所**……地域住民の健康や衛生を支える公的機関のひとつ。難病や精神疾患などに関する相談のほか、感染症対策や食品衛生・環境衛生に関する指導など、幅広い業務を行っている。妻のメンタルケアに関する相談もＯＫ。

●**精神保健福祉センター**……Ｐ46でもご紹介した、都道府県（指定都市）の精神保健福祉に関する技術的中核機関。保健所よりも専門的に、心の健康や精神疾患についてサポート業務を行っている。医療機関や支援機関についての情報提供も。

みんなの声

●夫が体調を崩したときに「住んでいる自治体に相談しよう」という発想がまずなかった。相談できる先が多くあることをもっと早く知りたかった

精神保健福祉センターは自治体によって名称が違っていたり、設置していないことも。もしも居住自治体に精神保健福祉センターがない場合は保健所に連絡し、支援をあおぎましょう。

また、「育児や介護」と「夫の闘病」の両立がつらいという場合は、左記の2つの施設を頼ることができます。

●**子ども家庭総合支援拠点・子育て世代包括支援センター**……18歳未満の子供や子育て家庭の相談に応じる施設。2024年4月以降はこの2つの施設が統一され、「こども家庭センター」という名前に。

●**地域包括支援センター**……市区町村が設置主体となり、保健師・社会福祉士・主任介護支援専門員等を配置して、介護など高齢者に対する支援を包括的に行うことを目的とする施設。

また、夫のケアと子育ての両立や、子どもとの関係性で悩んだときには、地域の児童相談所にも相談できます。

つらくなったときのためにも、ぜひこれらの情報を覚えておいてください。

これって何？

児童相談所

夫と家族の関係性、特に子供との問題で悩んだ場合は児童相談所に相談するという方法も。児童相談所は児童福祉法に基づいて設置される行政機関で、原則18歳未満の子供に関する相談や通告について受け付けている。

知りたいポイント㉛

夫婦共倒れにならないために、セルフケアの方法は？

answer

趣味や自分が楽しめること、井戸端会議などで「自分の時間」を大切にしよう

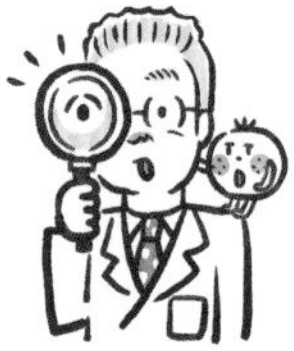

夫がうつ病を発症すると、妻も抑うつ状態になるケースが多い

突然変わってしまった環境と自分に課せられた負担、また先の見えない治療や将来への不安から、夫がうつ病を発症した場合、妻も

抑うつ状態となったり、軽いうつ病を発症してしまうというケースは多いもの。

- 夫がうつ病で「つらい」状況を受け止められない
- P19のセルフチェックに自分が当てはまる項目が多くなってきた
- 夫にキレやすくなってきた

こういった兆候が出てきたら、妻の側も抑うつ状態や、うつ病を発症している可能性があります。我慢せず、夫の受診に付き添う際に、自分の症状も夫の主治医に相談するか、自分で診察を受けてみましょう。

みんなの声

- ずっと家で沈んでいられると自分もメンタルをやられそうで……どう気持ちを保っていればよいかコツを知りたかった

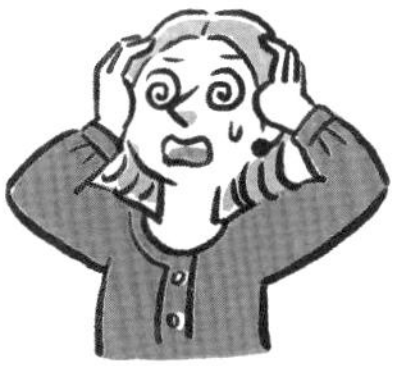

これって何？

女性の更年期障害と夫のうつ病

更年期障害の症状を自覚したり、医師から診断を受けた女性は40代では約33%、50代では約48%というデータがあり（2020年厚生労働省による調査）、女性の更年期障害と夫のうつ病（50代の発症が多い）が重なる可能性は高い。

みんなの声

●自宅でもできる仕事をして、経済的な不安を取り除いていたら少し違ったかもと思う

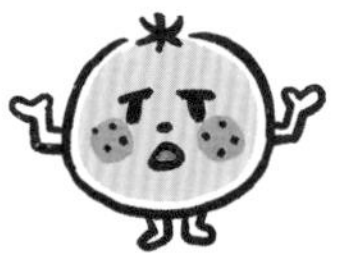

「楽しめるもの」を探してセルフケアを

妻の負担が倍増している状態では、いつも以上にストレスがかかっています。自分自身の抑うつ状態やつらい感情を見逃さず、適切にケアしてあげることで、精神的に追い込まれたり、妻自身もうつ病が悪化していくことを避けることができます。ときには自分が好きなことや、没頭できる趣味の時間などを作っていくことが大切です。

「やりたいことが思いつかない」という人は、すでに外部への興味を失っている抑うつ状態や、うつ病の初期症状の可能性もあります。何も見つからない場合は、気心の知れたお友達とおしゃべりする「井戸端会議」をおすすめします。誰にも見られない日記に思っていることを書き出してみるという方法もいいかもしれません。無理のない方法で自分の心のバランスを取っていきましょう。

みんなの声
●SNSで同じような立場の人たちとつながって愚痴を言い合うことで救われました

「危険な兆候」が出た場合は、早めに主治医に相談を

うつ病を発症すると、イライラしたり急に怒り出したり……という形で症状が出ることも。「何がきっかけで夫にいきなり怒鳴られるかわからない」という恐怖感で、ストレスをためてしまう人も少なくありません。

また、夫へのイライラが募ることで「どうして治らないの」と責めるような言葉を言ってしまったり、妻から夫への「モラルハラスメント」状態になっているケースも見られます。

こういう状態になると、夫婦間での解決はなかなか困難なもの。主治医に相談をし、適切な治療や日常生活での対処法を聞いてみましょう。

これって何?
モラルハラスメント
相手の人格や外見を一方的に否定したり、おとしめたり、脅したり、威圧するような言葉を投げかけ、相手に精神的なダメージを負わせること。

知りたいポイント㉜ 夫の症状の「波」がつらいときはどうしたらいい？

answer

「自分のせい」だと思わないことが大切

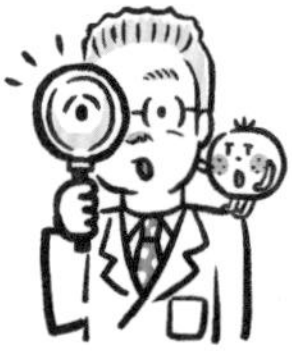

うつ病患者と生活するには「振り回されない」こと

夫がうつ病を発症した場合、多くの人が「どう接したらいいかわからない」という悩みを抱えます。

なぜなら、その症状は単に「病気で寝込んでいる」ものとは違うから。さっきまで機嫌よく話していたのに、急に塞ぎ込んだり攻撃

みんなの声

●夫が入浴してくれないので、子どもたちにどう説明したらいいのか悩みます……

的になった。昨日はにこやかに話しかけてきて、少し外に散歩も行けたのに、今日はまた一日中寝てばかりいる。かと思えば夜通し起きている気配も……。

様子が刻々と移り変わるため、家族はどう対応したらいいかわからず、振り回されているように感じることも。

また、うつ病は基本的には心身の「エネルギー」が枯渇する病気のため、「入浴できなくなる」という状態もよく起こることが知られています。決断力が鈍りやすく、「入浴する」という行動に移すことができなくなってしまうのです。何日間も入浴しないので、衛生的に心配だったり、家族としてはイライラしてしまう……ということもよくあること。

食事に関しても同様で、食べたり食べなかったりということが続きます。妻としては夫のために栄養バランスを考えて作ったのに、「いらない」と言われてしまう。「自分はこんなにがんばって支えている

これって何?

うつ病と入浴

夫が入浴を拒む場合は、無理強いをせず体拭きシートなどの利用を勧めてみて。「入浴ができない」はうつ病発症のサインのひとつとも言えるので、再燃や再発のシグナルとしてもチェックを。

のに」と思ってしまい、ストレスがたまったり、自己嫌悪に陥ってしまうことも。

慣れないうちは大変だとは思いますが、共倒れを防ぐためにはこういった「うつ病ならではの症状」を妻も理解し、「そういうもの」と割り切ることも必要。**つらい気持ちになっても、「自分のせいではない」と思うこと**が大切です。

うつ病の「波」に翻弄されない

身近な家族がうつ病を発症した場合、多くの人が悩むのが症状に「波」があること。この「波」は一日の中で、そして一定期間の中でも起こるものです。

例えば多くの場合、一番症状が重く出るのは起床後から午前中にかけて。午後になると気分が晴れてきますが、次の日の朝になるとまた

みんなの声
●夫が「今までの夫」と人格が変わってしまったように思えるのが一番つらい

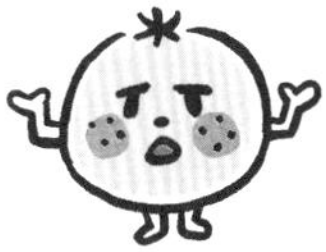

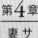

同じことの繰り返し。これはうつ症状の「日内変動」と呼ばれ、すべてのうつ病患者に現れるわけではありませんが、「昨日は調子が良かったのに……」と家族や当人が落ち込んでしまう原因にも。

回復期にも気分の波はたびたび起こります。特に理由がなくても落ち込んでしまい、しばらくすると回復するということの繰り返し。P92にも書いてある通り、「再燃」も繰り返すことが多いため、家族はどうしてもその状況に一喜一憂してしまいがち。「波はあるもの」と考え、焦らずに療養を見守り続けましょう。

〈ここがポイント〉

症状の波に一喜一憂せず、自分と切り離して考える

これって何？

日内変動

体内時計の働きによって、一日の中で「脈拍」「血圧」「呼吸」「体温」などの数値が変動したり、気持ちの浮き沈みがあること。うつ病の種類によっては、夕方に不調のピークがくることも。

知りたいポイント㉝

悩みを誰かと共有したい場合はどんな方法がある？

answer

同じ立場の家族の集まりを利用しよう

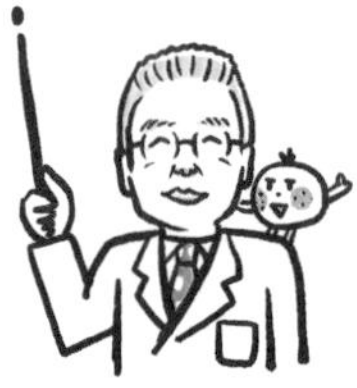

うつ病は「身近な人には相談しづらい」病気

メンタルヘルス系の疾患はまだ世間的な偏見が根強く、「身近な人には相談しづらい」ということが多いもの。しかし、不安や悩みを一人で抱えていては、妻自身も共倒れになる可能性があります。

そこで利用してほしいのが、家族がメンタルヘルスの疾患を抱え

みんなの声

●誰かと話をするだけで楽になれる気がする。そういう場所があるなら知りたい

ている方たちが集まり、自分の体験や気持ちを共有する場です。例えばこんなものがあります。

●**家族会**……精神疾患がある人の家族が集まり、悩みを共有する会。病院を基盤とする「病院家族会」や、地域を基盤とする「地域家族会」、有志が結成した会などさまざまなスタイルがあり、うつ病やアルコール依存症、統合失調症など疾患によって細分化されていることも。主治医にそういった会がないか問い合わせるか、全国精神保健福祉会連合会が運営する「みんなねっと」から調べることも可能

●**メンタルヘルスケア教室・家族教室**……メンタルヘルスの疾患がある家族を対象に、正しい対応や知識を学んだり、気持ちを共有するための場。市区町村やその地域の保健センターが主催することが多く、病院が主催していることも

●「みんなねっと」ホームページ

●**グループワーク**……うつ病の当事者が同じ立場の人たちと話し合い、不安などを吐露し合い心を軽くするグループワーク。その中で家族対象の回を開催していることも。病院やクリニック、市区町村の保健センターなどで開催

近年ではオンラインでそういった家族の集まりやセミナーが開催される場合も増えています。自宅から近い場所では話しづらい、一人で外出しづらいという人は、そういうものを探しても良いでしょう。

治療方針は他の人を参考にするのは危険！

ただし、そういった集まりに参加する場合、注意しなければいけないことがあります。まず、うつ病の状態は人それぞれ。他の家族

みんなの声

●オンラインの相談会に定期的に参加しています。自分だけが悩んでいるわけではないことが分かり、気持ちが楽になります

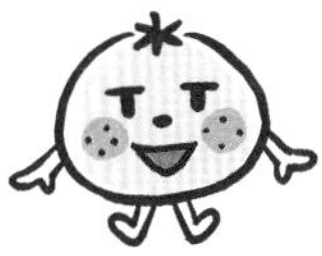

と比べて「自分の夫はなかなか良くならない……」と落ち込んだり、「あの人はこういった治療をして良くなったみたいだから、自分の夫にも……」と思い込んでしまうのは危険なこと。

治療方針はあくまでも主治医の診断を尊重し、治療に関する情報は参考程度にとどめておくというスタンスで臨むのが良いでしょう。

また、SNSで同じような悩みを持つ人の投稿を見ることで、「自分だけではない」と少し安堵するような気持ちにもなれるでしょう。グループなどの活動に抵抗感がある人は、まずはそういう場所で「こんなことが大変」という気持ちを吐露してみる……という方法もあります。

しかし、SNSもあくまでも「気持ちの共有と共感」を目的に。治療計画に関しては、他の人の言葉に左右されないことが大切です。

これって何？

「SNS疲れ」とうつ病

精神的にSNSに依存してしまうことで、「SNS疲れ」のような状況になってしまったり、妻自身が抑うつ状態に陥ってしまう可能性も。SNSを利用する場合は、適切な距離感を保つように気をつけよう。

知りたいポイント㉞

「夫から離れる」という選択肢はある？

answer

自分の心を守るためには「距離を取る」という選択肢も

「うつ病」は離婚の理由とは認められない。しかし……

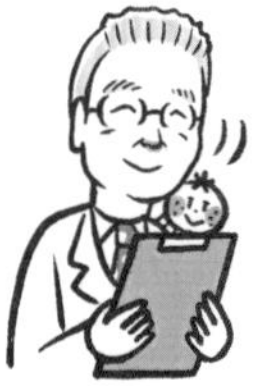

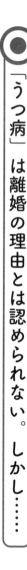

うつ病は、メンタルの疾患。これまでにご説明したように、さまざまな症状が出てくる中で「このまま一緒にいるのはつらい」と思ってしまう人もいるのではないでしょうか。

みんなの声

●本音を言うと離婚したい。でも離婚すると「見捨てた」ようでなかなか踏み切れない

重症化していなくても、例えばうつ病が長期化している場合など、入院措置を医師から勧められるケースもあります。そういう場合は、可能であれば夫には一度入院してもらい、一人になってゆっくりと自分自身と向き合う時間を作りましょう。そして、それでもどうしても……という場合には、「離婚」も選択肢のひとつです。

ただし、夫側が離婚を承諾していればいいのですが、離婚調停や裁判になった場合、うつ病を理由にした離婚というのは基本的には認められにくいもの。裁判の場合は「相手方が強度の精神病にかかり、回復の見込みがない」というのが離婚原因として認められますが、うつ病はこの「強度の精神病」には含まれていないからです。

どうしても闘病中は、当事者も支える方もつらいもの。しかし「これまでの夫婦関係はどうだったか」「夫を必要以上に追いつめてはいなかったか」そういうことを振り返る機会でもあります。**「今までの夫婦関係を見直すいい機会」と捉えてみる**のはいかがでしょうか。

これって何？

離婚調停と離婚裁判

双方が離婚の条件に合意していれば協議離婚へ。条件が折り合わない場合はまずは「調停」となり、それでもお互いに了承しなければ「裁判」となる。

まとめ

第4章

サポートを続けるために、妻や家族が心がけること

- 夫を支えるのは「妻だけの役目」ではない
- 本当につらいときは、入院などで物理的に距離を取るのもひとつの方法
- 妻がうつ病を発症するパターンも多い。夫婦共倒れにならないために妻のメンタルケアを
- 家事代行やベビーシッター、親の援助など頼れるものは頼る
- 悩みを共有したい場合は家族会やSNSなどを利用しよう
- 夫のうつ病発症は「夫婦関係を見直すチャンス」と考えよう

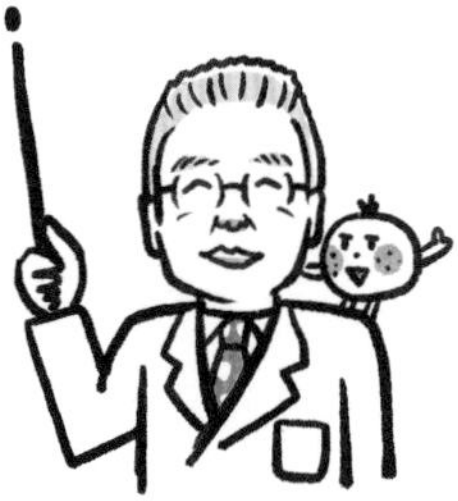

おわりに

本書で繰り返しお伝えした通り、うつ病は治療に年単位の期間がかかってしまう疾患です。だからこそ、身近な家族の支えが必要不可欠とも言えます。

しかし、「支える」というのはなかなか難しいもの。家事・育児や仕事と並行しているならなおさらでしょう。

大事なのは、夫や自分を必要以上に責めたり、悲観しすぎないこと。初期（急性期）にはとにかく「休養」を優先させること、再燃、再発はよく起こるということ、休職・退職の時にも使える社会保障制度があることなど、「あせらず」「見守る」姿勢で、ご自身の体調や気持ちとも向き合いながら、少しでも穏やかに過ごしていきましょう。

1000人の「そこが知りたい！」を集めました
夫が「うつ」かも？ と思ったら妻がすべきこと

2024年2月14日　第1刷発行

発行所　株式会社オレンジページ
〒108-8357 東京都港区三田1-4-28 三田国際ビル
電話　ご意見ダイヤル 03-3456-6672
販売（書店専用ダイヤル）03-3456-6676
販売（読者注文ダイヤル）0120-580799
発行人　鈴木善行
印刷　株式会社シナノ　Printed in Japan

監修　医療法人社団 慈泉会 理事
市ヶ谷ひもろぎクリニック診療部長
南湖こころのクリニック院長　本郷誠司
編集協力　株式会社フリート（中川純一　柴野可南子　星 咲良　阿山咲春　菊池里菜）
校正　みね工房
ライティング　川口有紀
デザイン　笛木 暁
イラスト・漫画　新里 碧
編集　今田光子　菊地絵里